西安市科学技术局科普专题项目资助(项目编号：24KPZT0016)

无形的敌人

——人类烈性传染病病原体探秘

黎志东　著

西北大学出版社

·西安·

图书在版编目（CIP）数据

无形的敌人：人类烈性传染病病原体探秘／黎志东
著. -- 西安：西北大学出版社，2024. 8. -- ISBN 978 -
7 - 5604 - 5450 - 4

Ⅰ. R51

中国国家版本馆 CIP 数据核字第 2024K1F080 号

无形的敌人——人类烈性传染病病原体探秘
WUXING DE DIREN——RENLEI LIEXING CHUANRANBING BINGYUANTI TANMI

著　　者	黎志东	
出版发行	西北大学出版社	
地　　址	西安市太白北路 229 号	
邮　　编	710069	
电　　话	029 - 88303310	
网　　址	http：//nwupress. nwu. edu. cn	
电子邮箱	xdpress@ nwu. edu. cn	
经　　销	全国新华书店	
印　　装	陕西瑞升印务有限公司	
开　　本	720mm×1000mm　1/16	
印　　张	11. 5	
字　　数	160 千字	
版　　次	2024 年 8 月第 1 版　2024 年 8 月第 1 次印刷	
书　　号	ISBN 978 - 7 - 5604 - 5450 - 4	
印　　数	1～2000 册	
定　　价	65. 00 元	

如有印装质量问题，请与西北大学出版社联系调换。
电话 029 - 88302966

作者简介

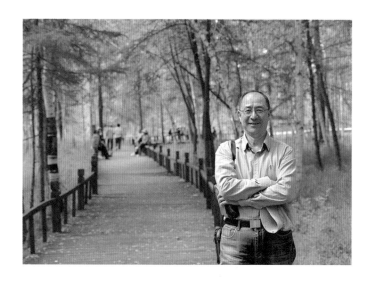

　　黎志东，男，1971年4月生，陕西省汉中市城固县人。中国人民解放军空军专业技术大校，空军军医大学基础医学院微生物与病原生物学教研室副教授、硕士生导师。分别于1994年、1997年和2002年获得学士（陕西师范大学）、硕士（西北大学）和博士（第四军医大学）学位，长期从事医学微生物学教学、科研及科普工作。现任中国微生物学会理事、组织工作委员会副主任委员，陕西省微生物学会常务理事，陕西省艾滋病性病防治协会理事，国家自然科学基金评审专家，教育部学位论文质量监测专家，陕西省疾控科普专家（陕西省疾病预防控制局聘任），《中国人兽共患病学报》编委。讲授本科生和研究生医学微生物学、病原生物学、生物安全防护、感染与免疫前沿进展、病原微生物基础与前沿等课程，以第一作者发表教学论文26篇，原解放军总后勤部优秀教学团队成员。主持完成国家级、省部级科研课题10余项，以第一作者或通讯作者发表研究论文40余篇。主持完成省级科普项目10余项，策划、组织陕西省微生物学会"科普大讲堂""科普巡讲团""科普报告会""科技之春宣传月"及"全国科普日"示范活动等数十场活动。主编科普图书4部，获"陕西省优秀科普作品"（陕西省科学技术协会、陕西省教育厅颁发）三等奖及优秀奖各1项（均排名第一），"西安市优秀科普图书"（西安市科学技术局颁发）优秀奖1项（排名第一），"陕西高等学校科学技术奖（科普奖）"（陕西省教育厅颁发）1项（排名第六）。

前　言

　　烈性传染病是指由病原体感染人体后产生的有传染性、在一定条件下可造成地域性或全球性公共卫生事件，且病死率较高或危害较大的传染病。烈性传染病具有如下特点：①新发、突发烈性传染病不断出现；②传播途径多样，传播范围广泛；③诊断、治疗及预防的难度大；④野生动物是多种烈性传染病病原体的自然储存库，存在不断出现新病种的风险；⑤严重危害人类健康，造成巨大经济损失和社会负担；⑥往往与生物安全密切相关。

　　本书所述的病原体多数为烈性传染病的病原体。几种近年来耐药问题严重，或者一些型别造成危害较大的常见、重要病原体也被纳入本书加以阐述。此外，本书还讲述了一种十分危险、但又已经在临床应用的细菌毒素。上述 28 种病原体分为《细菌篇》和《病毒篇》两篇加以阐述，包含 14 种细菌和 14 种病毒。所述主要内容包括：①疾病发现中的故事或案例；②疾病流行及分布形势；③病原体生物学特性及致病性；④疾病诊防治方法。

　　本书在编写方法上具有以下特点：①强调突出重点，即根据每种病原体最主要的特点，用精练的语言和表达方式，言简意赅、清晰准确地对其进行"素描"；②强调紧密结合新发现、新进展，每章内容都引用了多篇权威期刊的最新文献，力求在介绍基本概念、基本知识和基本方法的同时，将该领域的新进展和新成果深入浅出地介绍给读者，类似于给"素描"上色，使之成为更加形象、生动的

"彩图"；③强调触类旁通、综合分析，通过不同角度将病原体加以分类、总结、归纳，对知识链的长度进行延伸、知识面的宽度进行拓展、知识点的深度进行加深，以期形成三维网状的知识结构，类似于将"彩图"变为"立体画"或"动图"，以使读者留下深刻印象；④强调在"科学性"的基础上体现"趣味性"，旨在以科学发现和科学知识本身的魅力激发读者的兴趣，以倡导科学精神、科学方法和科学思想，体现在本书的写作上，即强调内容准确、言出有据、表述规范、逻辑清晰、条理清楚、深入浅出；⑤强调图文并茂，本书附有多个表格和图片，这些表格和图片用以说明传染病发生的时间轴、治疗药物的不同类别及特点、疫苗研发的不同技术路线及优劣等，使得所述内容更加直观、清晰，便于阅读、理解和掌握。

期待本书能够对广大读者朋友及相关专业人员了解或学习烈性传染病相关知识有所帮助。《中华人民共和国生物安全法》于2021年4月15日起开始施行，该法律所包含的"防控重大新发突发传染病疫情、应对微生物耐药、防范生物恐怖袭击与防御生物武器威胁"等主题在本书中均有所体现，本书的出版也将对宣传和实施该法律有所裨益。

本书各章内容中所涉及的病原体及其所致疾病的名称，以及其他主要专业术语的中英文对照，按照章顺序列于书末，供读者参考。

感谢西安市科学技术局科普专题项目的资助，感谢西北大学出版社卢顿和黄璐编辑的辛勤工作，使本书得以顺利出版。

黎志东

2024 年 8 月于空军军医大学

目　录

细　菌　篇

I

细

菌

篇

第一章　恐怖的白色粉末

——谈炭疽芽孢杆菌

一、美国和日本的炭疽恐怖事件

2001 年 10 月，美国民众仍被笼罩在"9·11"恐怖事件的阴影中，另一起恐怖事件又突然降临。10 月 4 日，佛罗里达州一家媒体公司的一名员工被确认为吸入性炭疽病例，这是美国 25 年来（自 1976 年）的第一例吸入性炭疽病例。至 11 月 20 日，共发现 11 例吸入性炭疽，其中 5 例死亡。此外，还发现了 11 例皮肤性炭疽。这 22 例炭疽病例中，90% 以上（20 例）为信件处理人员，或者曾经暴露于接收、处理受污染信件的工作场所。随后，4 个含有炭疽芽孢杆菌孢子（白色粉末）的信封被找到，信件邮寄的路径也被追踪到。4 个信封都是美国邮政服务发行的标准、预贴邮票的信封。其中两封信件从新泽西州特伦顿附近寄出，邮戳时间为 2001 年 9 月 18 日。一封寄给美国全国广播公司新闻主播汤姆·布罗考，另一封寄给《纽约邮报》编辑，收件地址都在纽约市。匪夷所思的是，两个信封中除了有白色粉末，还都有一封内容相同、语焉不详的信，信上写道："09 - 11 - 01……这是下一个……现在服用青霉素……"另外两封信件也从特伦顿附近寄出，邮戳日期为 2001 年 10 月 9 日。一封寄给美国参议员汤姆·达施勒，另一封寄给美国参议员帕特里克·莱希，收件地址都在华盛顿。同样，两个信封中除了有白色粉末外，也都有一封内容相同、令人恐怖的信，信上写道："09 - 11 - 01……你不能阻止我们。我们有炭疽。你现在死了。你害怕吗？"

"炭疽信件"事件在美国引起巨大恐慌。据统计，美国生物恐怖应对实验室网络累计给 12.5 万份临床样本和 100 万份环境样本做了炭疽检测，约 3 万人被建议采取炭疽暴露后预防措施。自 2001 年 10 月 8 日至 11 月 11 日，美国疾病预防控制中心（CDC）回应了 11 063 个与生物恐怖有关的电话（平均每天 335 个）。自 2001 年 10 月 12 日至 2002 年 1 月 2 日，美国疾病预防控制中心还回应了来自 70 个国家和 2 个地区的 130 项关于炭疽与生物恐怖防御的咨询及要求。可以说，在此次事件中，恐怖分子达到了"制造恐怖"的目的。

其实，早在美国"炭疽信件"事件发生 8 年前，日本东京就发生过类似的炭疽恐怖事件。1993 年 7 月，日本邪教团体"奥姆真理教"在日本东京的一个 8 层楼的屋顶上雾化了炭疽芽孢杆菌的悬浮液，试图引发恐怖事件。由于使用的菌株是用于动物接种的减毒炭疽芽孢杆菌，以及孢子浓度低、喷雾装置故障、孢子被阳光照射后活性可能降低等原因，没有感染病例报告。

那么，炭疽芽孢杆菌为什么备受恐怖分子"青睐"呢？

二、炭疽芽孢杆菌可能被恐怖分子利用的相关特征

炭疽芽孢杆菌具备一些特性使其可能被恐怖分子利用，应引起高度的警惕。该菌易于培养、生长，孢子生产成本较低，据估计生产 1000 个孢子的成本约为 50 美元。孢子稳定性很高，即使放置数十年仍可能传播并感染人类。该菌容易通过气溶胶形式传播，一些简单的设备（如安装在车辆上的加压喷雾器、农作物喷粉机等）即可起到雾化作用。炭疽芽孢杆菌的半数致死量（即使 50% 的暴露者死亡的数量）为 8000 ~ 11 000 个孢子。炭疽的早期临床表现不典型，有点像流行性感冒（简称流感），诊断时还容易与肺炎、军团菌病、Q 热、土拉菌病等混淆。吸入性炭疽如果不能早发现、早诊断、早

治疗，病死率会很高。该菌可能对公共卫生构成重大威胁，引发民众强烈的恐慌，产生重大影响，造成巨大损失（包括生命损失、医疗保健损失等直接损失和其他间接经济损失等）。

三、炭疽芽孢杆菌的分布、流行及防控

除了防范生物恐怖事件以外，日常生活中我们会接触到炭疽和炭疽芽孢杆菌吗？又该如何防控呢？

炭疽由炭疽芽孢杆菌引起，是一种人畜共患疾病。早在 140 多年前，微生物学的开拓者路易斯·巴斯德就对其进行了详细的研究（图 1 – 1）。

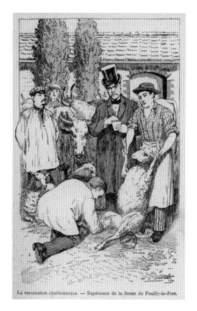

图 1 – 1　1881 年在法国普伊勒堡进行的第一次炭疽疫苗接种

注：图中右二为巴斯德。该画作由 J. Girard 于 1887 年绘制，现存于巴斯德研究所/巴斯德博物馆。

资料来源：GOOSSENS P L. Bacillus anthracis, "la maladie du charbon", Toxins, and Institut Pasteur[J]. Toxins (Basel)，2024，16(2)：66.

　　炭疽芽孢杆菌的感染形式是孢子，孢子在宿主（人或动物）体内萌发，迅速繁殖并产生炭疽毒素和荚膜，两者为主要致病因子。炭疽芽孢杆菌生活在土壤中，其踪迹遍布世界各地。炭疽孢子在土壤中可以长期存活，碱性、富含钙的土壤可促进孢子形成。野生动物和家畜在吃草时接触到土壤中的孢子而被感染，家畜又将其传播给人类，人类极少因直接接触土壤而患病。在一些区域，炭疽呈地方性、季节性流行；在另一些区域，该病可能在多年甚至数十年消失后，突然重新出现并发生流行。据估计，全球范围内约18亿人口生活在炭疽风险地区，这些地区主要分布在非洲、欧洲和亚洲的农村。全球范围内约11亿头牲畜（包括绵羊、猪、牛、山羊和水牛）生活在炭疽风险地区。在世界范围内，估计每年发生 20 000 ~ 100 000例人类炭疽病例，主要发生在贫困的农村地区。这些炭疽病例大多数为皮肤炭疽，死亡率低；少数为胃肠道炭疽，死亡率略高；吸入性炭疽极为罕见。皮肤和胃肠道炭疽病例最常见的感染原因是屠宰和处理受感染的牲畜，或加工和食用受污染的肉类。治疗炭疽的首选药物是青霉素 G，也可以联合使用庆大霉素或链霉素。青霉素过敏者可使用环丙沙星及红霉素等。炭疽的防控重点是控制家畜感染和牧场污染。病畜应严格隔离或处死，死畜严禁剥皮或煮食，必须焚毁或深埋。预防用炭疽减毒活疫苗皮上划痕接种后，免疫力可持续 1 年，接种对象为疫区牧民、屠宰牲畜的人员、兽医、皮革和毛纺工人等。

参考文献

[1] D' AMELIO E, GENTILE B, LISTA F, et al. Historical evolution of human anthrax from occupational disease to potentially global threat as bioweapon[J]. Environ Int,2015,85:133 – 146.

[2] JERNIGAN D B, RAGHUNATHAN P L, BELL B P,et al. National Anthrax Epidemiologic Investigation Team. Investigation of bioterrorism – related anthrax, U-

nited States, 2001: epidemiologic findings[J]. Emerg Infect Dis,2002,8(10):
1019 - 1028.

[3] TAKAHASHI H, KEIM P, KAUFMANN A F,et al. Bacillus anthracis incident,
Kameido, Tokyo, 1993[J]. Emerg Infect Dis,2004,10(1):117 - 120.

[4] GOOSSENS P L. Bacillus anthracis, "la maladie du charbon", Toxins, and Insti-
tut Pasteur[J]. Toxins (Basel),2024, 16(2):66.

[5] CARLSON C J, KRACALIK I T, ROSS N,et al. The global distribution of Bacil-
lus anthracis and associated anthrax risk to humans, livestock and wildlife[J]. Nat
Microbiol,2019,4(8):1337 - 1343.

第二章　最毒与更美

——谈肉毒毒素

一、最毒有多毒

肉毒毒素是名副其实的"毒王"。出现在很多古典小说中的大名鼎鼎的砒霜(三氧化二砷),其毒性仅为肉毒毒素的千万分之一。令人闻风丧胆的化学毒气沙林,其毒性也仅为肉毒毒素的十万分之一。那么,肉毒毒素到底有多毒,使它获得"世界上毒性最强物质"的称号呢?

一种毒素的毒性可以根据其杀死一组实验动物(通常是大鼠或小鼠)的一半所需物质的量来衡量,即半数致死量(LD_{50})。$LD_{50} \leqslant 25mg/kg$ 表示该物质毒性很强,$25mg/kg < LD_{50} \leqslant 200mg/kg$ 表示有毒,$200mg/kg < LD_{50} \leqslant 2000mg/kg$ 表示有害,$LD_{50} > 2000mg/kg$ 表示不属于毒物。肉毒毒素的 LD_{50} 是 $0.001 \sim 0.002\mu g/kg$,超出"毒性很强"的标准 1000 万 ~ 2000 万倍。表 2 - 1 将肉毒毒素和其他生物毒素,甚至化学战剂的毒性进行比较,其毒性位居"排行榜"榜首。因砒霜的毒性(LD_{50} 约为 $14.6mg/kg$),以及近期比较受大家关注的毒性物质铊的毒性(LD_{50} 约为 $31mg/kg$),与表中各种毒物的毒性尚不在一个数量级,所以未列出。

表 2 - 1　生物毒素与化学战剂毒性的比较

名称	LD$_{50}$参数（μg/kg）	分子量/Da	类型
肉毒毒素	0.001 ~ 0.002	150 000（蛋白质）	生物毒素
志贺毒素	0.002	55 000（蛋白质）	
破伤风毒素	0.002 ~ 0.003	150 000（蛋白质）	
相思豆毒素	0.01 ~ 0.04	65 000（蛋白质）	
蓖麻毒素	3 ~ 5	65 000（蛋白质）	
产气荚膜梭菌产生的多种毒素	0.1 ~ 5	35 000 ~ 40 000（蛋白质）	
VX 毒剂	15	267	化学战剂
葡萄球菌肠毒素 B	27	25 000（蛋白质）	生物毒素
索曼毒剂	64	182	化学战剂
沙林毒剂	100	140	
乌头碱	100	647	生物毒素
T - 2 真菌毒素	1210	466	

注：表中各物质 LD$_{50}$参数值会因为对该物质的摄入方式不同（如食入、注射或吸入）有所差异。

资料来源：[1]JANIK E，CEREMUGA M，SALUK - BIJAK J，et al. Biological Toxins as the Potential Tools for Bioterrorism[J]. Int J Mol Sci，2019，20（5）：1181.

[2]AUDI J，BELSON M，PATEL M，et al. Ricin Poisoning：A Comprehensive Review[J]. JAMA，2005，294（18）：2342 - 2351.

二、为什么这么毒？哪些情况会中毒？

肉毒毒素的全称为肉毒梭菌神经毒素，主要由肉毒梭菌产生。肉毒毒素蛋白含 100kDa 的重链和 50kDa 的轻链，由二硫键连接并被复合物所包裹，使得毒素在环境中可以持续存在。重链可与人体神经细胞受体结合，轻链则可释放到细胞质中，在高度特异性的位置切割一种蛋白，叫作可溶性 N - 乙基马来酰亚胺敏感因子附着蛋白受体（SNARE）蛋白。而 SNARE 蛋白是信号转导所必需的，

SNARE蛋白的切割阻止了神经－肌肉连接处乙酰胆碱的释放，导致骨骼肌松弛和弛缓性麻痹。中毒后的几个小时即可出现最初的症状，表现为说话和吞咽困难、视物模糊和重影、缺乏唾液和泪液，随后失去对身体的控制，咽喉反射困难。呼吸肌麻痹导致的呼吸衰竭是感染者死亡的主要原因。由于肉毒毒素易于获得、毒性强、可能导致大规模恐慌等特点，可能被恐怖分子用于生物恐怖袭击，值得警惕。

日常生活中，肉毒中毒常见的临床表现为食物中毒。食品在制作过程中如被肉毒梭菌芽孢污染，制成后未彻底灭菌，芽孢在厌氧环境中可发育繁殖、产生毒素，人们食用前又没有对这些食品加热烹调，就可能发生食物中毒。此类食物中毒是单纯性毒素中毒，而非细菌感染，其临床表现与其他食物中毒不同，胃肠道症状少见，主要表现为神经末梢麻痹。潜伏期短则数小时，先有乏力、头痛等症状，接着出现复视、斜视、眼睑下垂等眼肌麻痹症状，随后出现吞咽和咀嚼困难、口干、口齿不清等咽部肌肉麻痹症状，进而膈肌麻痹、呼吸困难，严重者呼吸停止导致死亡。发病过程中一般不发热，神志清楚。引起该病的常见食物为罐头、香肠、腊肠、发酵豆制品（如臭豆腐、豆瓣酱）、发酵面制品（如甜面酱）等。婴儿肉毒中毒常发生在1岁以下，特别是6个月以内的婴儿，如食入被肉毒梭菌污染的食品（如蜂蜜）而致病，症状与成人肉毒毒素食物中毒类似，死亡率不高（1%～2%）。创伤感染中毒是指伤口被肉毒梭菌芽孢污染后，芽孢可在局部的厌氧环境中发育并释放出肉毒毒素，导致中毒。

三、"毒"为"医"用

治疗肉毒中毒主要用肉毒抗毒素，同时需要机械辅助呼吸和支持治疗。肉毒梭菌是革兰氏阳性粗短的杆菌。其芽孢呈椭圆形，直径大于菌体，位置在菌体的次极端，使细胞看起来呈现汤匙状或网球拍状。该菌有鞭毛，无荚膜，严格厌氧生长。肉毒毒素根据抗原性可分为A、B、C、D、E、F、G共7个血清型，其中A、B、E、F、G型由染色体编码，而C、D型由噬菌体编码。A、B型可用于一些疾病的治疗。1989年，美国食品药品监督管理局（FDA）批准肉毒毒素A型用于治疗眼睑痉挛和斜视，其治疗价值首次被确认。2002年，FDA批准肉毒毒素A型用于治疗眉间皱纹。随后，肉毒毒素在治疗前额纹、外侧眦纹、面部和颈部的衰老等方面广泛应用。近年来，肉毒毒素在疾病治疗中的应用越来越广泛，如对肌张力障碍、运动障碍、面肌痉挛、特发性震颤、抽搐、颈肌张力障碍等肌肉过度活动的治疗，对多汗症、流涎等分泌性疾病的治疗，对偏头痛等疼痛综合征的治疗，以及对抑郁症等精神疾病方面的治疗等，均显示出一定的疗效。

四、芽孢——地球上最稳定的系统

肉毒梭菌和炭疽芽孢杆菌都有芽孢。那么，什么是芽孢呢？芽孢（图2-1）是革兰氏阳性细菌的休眠细胞形式，具有很高的稳定性和耐受其栖息地极端条件的能力，被认为是地球上最稳定的系统。芽孢可能有数十年甚至数百年的静止状态，当条件有利时会变成营养形式并引发感染。可以产生芽孢的主要致病菌及所致疾病包括炭疽芽孢杆菌引起的炭疽、蜡样芽孢杆菌引起的食物中毒、艰难梭菌引起的假膜性结肠炎、产气荚膜梭菌引起的气性坏疽，以及肉毒梭菌引起的肉毒中毒等。检测和杀灭芽孢是有效预防相关疾病的关键手段。

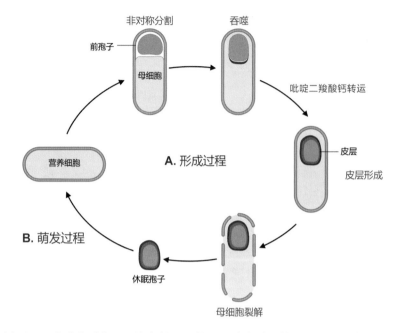

A. 形成过程：在感应到某些环境条件时，芽孢形成启动。第一个形态事件是极隔的形成，这会产生较大的母细胞和较小的前孢子。母细胞吞噬前孢子，两个细胞协同工作以组装休眠孢子。吡啶二羧酸钙（Ca－DPA）在母细胞中形成并被运送到前孢子中，皮层在两层膜之间形成。一旦芽孢成熟，母细胞裂解并将休眠孢子释放到环境中。B. 萌发过程：在感知到适当的小分子萌发物后，孢子启动信号级联反应，导致皮层水解酶的激活和核心水化作用——这是在萌发孢子中恢复新陈代谢所必需的。

图 2－1　芽孢形成和萌发的生命周期

改自：SHEN A，EDWARDS A N，SARKER M R，et al. Sporulation and Germination in Clostridial Pathogens[J]. Microbiol Spectr，2019，7(6)：10. 西安交通大学医学部博士生黎欣宇绘图。

参考文献

[1]　JANIK E，CEREMUGA M，SALUK－BIJAK J，et al. Biological Toxins as the Potential Tools for Bioterrorism[J]. Int J Mol Sci，2019，20(5)：1181.

[2]　李研. 正邪兼修的砷元素：到底是我们的敌人，还是朋友[EB/OL]. [2021－

03 - 26]. http://zhishifenzi. com/column/newsview/11078.

[3] 汪颖,何跃忠.小鼠急性铊中毒半数致死剂量的测定[J].国际药学研究杂志,
2011,38(3):232 - 234,242.

[4] AUDI J,BELSON M,PATEL M,et al. Ricin Poisoning:A Comprehensive Review
[J].JAMA,2005,294(18):2342 - 2351.

[5] SHEN A, EDWARDS A N, SARKER M R, et al. Sporulation and Germination in
Clostridial Pathogens[J]. Microbiol Spectr, 2019, 7(6):10.

[6] RASETTI - ESCARGUEIL C, POPOFF M R. Engineering Botulinum Neurotoxins
for Enhanced Therapeutic Applications and Vaccine Development[J]. Toxins (Ba-
sel), 2020, 13(1):1.

[7] HARRIS R A, ANNIBALLI F, AUSTIN J W. Adult Intestinal Toxemia Botulism
[J]. Toxins(Basel), 2020, 12(2):81.

第三章 野兔也疯狂

——谈土拉热弗朗西丝菌

一、疾病很严重

野兔身上有一种细菌，叫作土拉热弗朗西丝菌（简称土拉菌）。如果人感染了这种细菌，会得"兔热病"（又叫土拉菌病）。这种病发病很急，表现出发热和剧烈的头痛、关节痛等症状，严重的会出现衰竭与休克。土拉菌病根据临床表现可以分为6种类型，包括溃疡腺型、腺型、口咽型、眼腺型、肺炎型和斑疹伤寒型，感染的部位和途径决定临床表现。与受感染的野兔直接接触，或者被受感染野兔身上的蜱、螨、虱、蚤等节肢动物叮咬，会导致溃疡腺型疾病，出现皮肤损伤和淋巴结病，这是最常见的形式。细菌进入淋巴系统后还可以扩散到脾、肝、肺、肾、中枢神经系统和骨骼肌等。尽管腺型在传播方面与溃疡腺型相似，但仅表现为局部淋巴结疾病，没有明显的皮肤病变。消化道感染的方式通常导致口咽型疾病，出现咽炎、发热和颈淋巴结炎等症状。眼腺型常通过接触被污染的手、被感染野兔的体液溅入眼结膜或直接接触被污染的水而发病。肺炎型是由于吸入感染性气溶胶而发病。肺炎型和斑疹伤寒型死亡率较高。除了上述特征明显的临床形式，还可能引起继发性肺炎伴胸膜炎、脑膜炎和败血症。值得注意的是，土拉菌侵袭力强，能穿过完整的皮肤和黏膜感染人。

二、分布很广泛

很少有人畜共患病病原体的宿主范围比土拉菌更广泛。土拉菌的宿主不仅有野兔，其可感染100多种野生动物和家畜，以及100多种无脊椎动物。野兔、长耳大野兔、棉尾兔、麝香鼠、海狸，以及多种啮齿动物(如田鼠、野鼠、松鼠和旅鼠)是该菌常见的野生动物宿主；在家畜中，绵羊、猫、兔、狗、猪和马是主要宿主。土拉菌还可以通过宿主(如海狸、麝香鼠或旅鼠)或变形虫在水体中持续存活，水体的污染主要源自受感染动物的尿液、粪便或带菌动物尸体。据估计，1只感染土拉菌的老鼠或水田鼠可使多达500 000L水受污染，细菌可以感染水平存活超过1个月。人类通过饮用受污染的水，或者通过在受污染水体上的活动(如游泳、峡谷漂流或钓鱼)而感染(图3-1)。北半球的大多数国家都有关于土拉菌病的报道，北美和北欧国家发病率较高，日本和俄罗斯等地也常见。

蜱通过从受感染的宿主(如老鼠、猫、松鼠、田鼠、兔、负鼠)吸血而感染土拉菌。土拉菌感染蜱后，可能会根据温度(27～37℃)和铁含量(从低到高)的变化来调节基因表达。甲壳素片段可能通过甲壳素重塑或周围营养基质的分解而获得。随后，土拉菌必须在蜱中越冬，这一过程可能需要生物膜形成，以逃避或调节蜱的免疫系统，和(或)与蜱内共生体相互作用。在从受感染的蜱传播到新的哺乳动物宿主时，土拉菌可能会感知哺乳动物的信号(例如温度升高、铁含量低、氨基酸浓度较高)，并可能改变其基因表达，包括毒力基因，以促进感染(图3-2)。

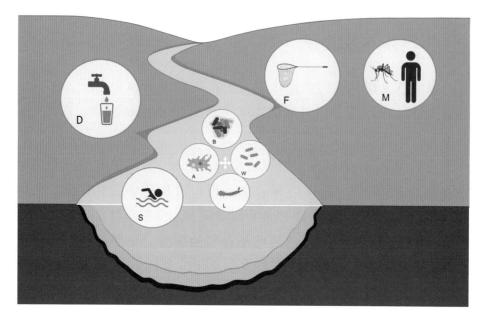

图 3 - 1　人类感染土拉菌的潜在水生来源

注：土拉菌从动物身上释放到水中。土拉菌能够在水中（W）、蚊子幼虫（L）、生物膜（B）和变形虫（A）中存活。人类通过饮用受污染的水（D）、蚊虫叮咬（M），或在游泳（S）和钓鱼（F）活动期间被感染。

改自：HENNEBIQUE A，BOISSET S，MAURIN M. Tularemia as a waterborne disease：a review[J]. Emerg Microbes Infect，2019，8（1）：1027 - 1042. 西安交通大学医学部博士生黎欣宇绘图。

三、谨防生物战

　　土拉菌因具有感染剂量低、容易通过气溶胶传播、可诱发致命疾病及可在环境中持续存活等特性，成为潜在的生物武器。美国疾病预防控制中心将其列为潜在生物武器的 A 类（最危险的一类）。一些报告表明日本、苏联和德国在第二次世界大战期间使用该菌作为生物武器。世界卫生组织（WHO）的一个专家委员会估计，一个拥有500 万居民的大都市如被以气溶胶形式散布 50kg 土拉菌，将可能导

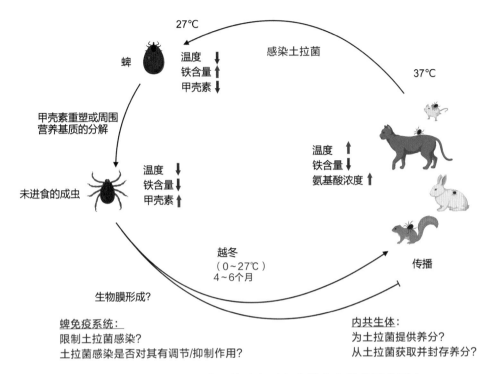

图 3-2　影响土拉菌感染、持续存活和在蜱中传播的可能因素

注：图中"?"表示尚不清楚。

改自：TULLY B G, HUNTLEY J F. Mechanisms Affecting the Acquisition, Persistence and Transmission of Francisella tularensis in Ticks[J]. Microorganisms, 2020, 8：1639. 西安交通大学医学部博士生黎欣宇绘图。

致 25 万人丧失行动能力，其中 19 000 人死亡。美国疾病预防控制中心估计，每 10 万人暴露于土拉菌生物恐怖制剂，治疗、防控、消毒、隔离等各类成本将高达 54 亿美元。

　　抗生素可以预防和治疗土拉菌感染的并发症，缩短恢复期并降低死亡率。氨基糖苷类、四环素类、喹诺酮类和氯霉素类经常用于治疗土拉菌病，氨基糖苷类药物通常要用 10 天、氟喹诺酮类药物用 14 天、多西环素用 21 天以避免复发。治疗方案主要是口服环丙沙星或多西环素。土拉菌对青霉素类、头孢类、碳青霉烯类、大环内酯类和克林霉素的耐药性已有报道。目前预防土拉菌病缺乏有效疫苗，唯一可用的预防工具是接种减毒活疫苗，但由于其衰减背景尚未广泛使用。个人可以采取以下措施预防感染：①避免饮用未经处理的水，避免在未经处理的水中洗澡、游泳或工作；②在接触野生动物，特别是给野兔剥皮、处理或包扎时，应使用防护性手套和衣服；③保护食品仓库不与病媒动物接触；④职业人员（如农民或园丁）可戴上防护面具以防止带菌的灰尘和气溶胶感染；⑤使用驱虫剂，避免被鹿蝇和蜱咬伤。

参考文献

［1］ HENNEBIQUE A，BOISSET S，MAURIN M. Tularemia as a waterborne disease：a review［J］. Emerg Microbes Infect，2019，8(1)：1027 - 1042.

［2］ TULLY B G，HUNTLEY J F. Mechanisms Affecting the Acquisition，Persistence and Transmission of Francisella tularensis in Ticks［J］. Microorganisms，2020，8：1639.

［3］ CELLI J，ZAHRT T C. Mechanisms of Francisella tularensis intracellular pathogenesis［J］. Cold Spring Harb Perspect Med，2013，3(4)：a010314.

［4］ YENI D K，BÜYÜK F，ASHRAF A，et al. Tularemia：a re - emerging tick - borne infectious disease［J］. Folia Microbiol(Praha)，2021，66(1)：1 - 14.

［5］ DENNIS D T，INGLESBY T V，HENDERSON D A，et al. Tularemia as a biological weapon：medical and public health management［J］. JAMA，2001，285：2763 - 2773.

第四章 鼠疫！鼠疫！

——谈鼠疫耶尔森菌

一、可怕的鼠疫

鼠疫的临床症状很可怕。一名美国俄勒冈州的男子，在被一只感染鼠疫耶尔森菌的猫咬伤后患上了腺鼠疫，导致败血症和截肢。这类鼠疫败血症通常表现为弥散性血管内凝血，以及四肢、耳朵或鼻子的坏疽。腺鼠疫患者会出现突然高热（＞39.4℃）、头痛，以及四肢和腹部剧烈疼痛。细菌在最靠近跳蚤叮咬的淋巴结中迅速繁殖，导致腹股沟、颈部或腋窝淋巴结出现疼痛、肿胀，淋巴结可增大到鸡蛋大小，有的可达 10cm。肺鼠疫是致死速度最快的鼠疫形式，包括两种临床现象：原发性肺鼠疫，与有咳嗽症状的鼠疫患者接触后 2~4 天发病，症状包括寒战、高热、胸痛、咳嗽、咯血、坏疽和呼吸衰竭，如未及时救治病死率接近 100%，但若在症状发作后 24 小时内进行适当治疗，病死率可降至 25%~50%；继发性肺鼠疫发生在腺鼠疫或鼠疫败血症发作期间鼠疫耶尔森菌传播到肺部以后。此外，还有咽鼠疫及脑膜鼠疫，比较罕见。

二、流行及分布

鼠疫是一种自然疫源性传染病，鼠疫耶尔森菌是其病原体。鼠疫耶尔森菌是一种非运动、无鞭毛、无芽孢、有荚膜的革兰氏阴性需氧杆菌或球杆菌。啮齿动物（野鼠、家鼠、黄鼠等）是鼠疫耶尔森菌的储存宿主，鼠蚤为其主要传播媒介。鼠疫可在鼠类间发病和流行。人类鼠疫是被染疫的鼠蚤叮咬，或因直接接触、剥食感染动物（如旱獭）而感染。人患鼠疫后，鼠疫又可通过人蚤或呼吸道等途径在人群间流行。2000—2018年，美洲、非洲和亚洲的21个国家向WHO共报告了26 237例鼠疫病例，非洲的马达加斯加是患病人数最多的地区之一，印鼠客蚤是马达加斯加鼠疫传播的关键因素。鼠疫疫源地的共同特征包括：位于人口低密度的农村地区、海拔相对较高、降雨量少的干旱或半干旱地区、盐碱地或盐碱地附近的地区，以及至少存在两种储存宿主和一种跳蚤。

链霉素、庆大霉素，或多西环素、环丙沙星和氯霉素的组合可以治愈腺鼠疫。一项研究表明，1900—1942年（抗生素问世之前）美国鼠疫病死率为66%，而1942年之后（抗生素问世之后）的病死率仅为13%。鼠疫最初的非特异性流感样症状使之不易被觉察，通常也无法确定与受感染动物或跳蚤的明确接触史，因此诊断可能被延误。而未能及时识别和治疗的肺鼠疫可迅速导致死亡，并且死亡方式可怕（包括高热、咯血、坏疽、呼吸衰竭等），加之鼠疫耶尔森菌容易被传播和释放，可能被恐怖分子利用。因此，美国疾病预防控制中心将其列为潜在生物恐怖制剂A类。已有灭活全细胞疫苗和减毒活疫苗应用，但受到局部和全身不良反应，以及保护性免疫持续时间短等问题的限制。鼠疫患者的密切接触者可采用口服7天多西环素或环丙沙星的方法进行经验性化学预防。

灭鼠、灭蚤是切断鼠疫传播环节的根本措施。环境传播给人的途径包括气溶胶传播、食用生肉或未煮熟的肉、剥皮造成的经皮感染和非人类跳蚤叮咬。一旦人被感染，可通过气溶胶和人体外寄生虫（如体虱、人蚤）发生人际传播（图4-1）。

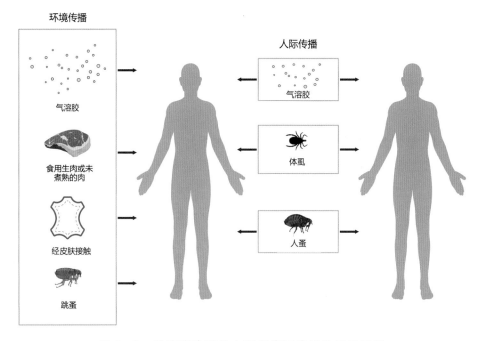

图4-1　鼠疫传染源的人际感染和传播的不同途径

改自：BARBIERI R，SIGNOLI M，CHEVÉ D，et al. Yersinia pestis：the Natural History of Plague[J]. Clin Microbiol Rev，2020，34(1)：e00044-19. 西安交通大学医学部博士生黎欣宇绘图。

三、鼠疫的三次世界性大流行

　　鼠疫已经危害人类数千年了。研究表明，在两具大约3800年前的青铜时代的骨骼中发现了鼠疫耶尔森菌的基因组。在约公元前1000年的《圣经·旧约》第一卷《撒母耳记》中，记载了非利士人经历的一场"与啮齿动物相关的肿瘤"疫情，这很可能是腺鼠疫。鼠疫在全世界有过三次大流行。

1. 第一次大流行(541—750/767)

　　查士丁尼瘟疫以东罗马帝国皇帝查士丁尼一世命名，于公元541年在埃及港口贝鲁西亚开始，最初记录为541年至544年在地中海盆地周围的第一波流行，之后从 558 年到 750/767 年又在欧洲和地中海盆地暴发了 20 余次流行。当时资料所描述的症状（头痛、发热、腹股沟淋巴结炎和快速死亡）清楚地表明其正是鼠疫。由于历史久远，这场大流行对人类社会的影响存在很大争议，估计死亡人数从数十万到数千万不等。

2. 第二次大流行（1346 年至 18 世纪）

第二次大流行大约开始于 1346 年，最初发生的地点在中亚（今哈萨克斯坦和俄罗斯的一些地区），然后通过海路从卡法港传到君士坦丁堡（今伊斯坦布尔），进一步传播到西欧和北非。第二次大流行的前 8 年（1346—1353）就造成 1/4 ~ 1/3 的欧洲人口死亡，历史上称其为"黑死病"。从 1346 年到 17 世纪中叶，鼠疫成为西欧社会生活的普遍现象。瘟疫对社会生活产生了巨大的影响，可能有助于结束法国和英国之间的百年战争。

图 4 - 2 为鼠疫时医生的装扮，他们被称为"鸟嘴医生"。这位医生戴着黑色的帽子，戴着喙状的白色面罩，穿着上蜡的长袍，手握棒

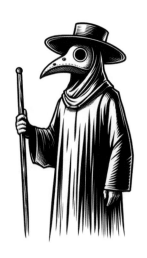

图 4 - 2 "鸟嘴医生"

改自：GLATTER K A，FINKELMAN P. History of the Plague：An Ancient Pandemic for the Age of COVID - 19[J]. Am J Med，2021，134(2)：176 - 181. 西安交通大学医学部博士生黎欣宇绘图。

子或指针是为了让患者远离。面罩的"喙"中带有芳香物质，可能是为了阻挡腐烂尸体散发的气味。这可以说是防护服的早期版本。

3. 第三次大流行（1772—1945）

1850 年和 1860 年，鼠疫在我国西南部流行。1899—1900 年，亚洲、非洲、大洋洲、欧洲、北美洲和南美洲的 100 多个国家记录了鼠疫疫情。1910—1911 年，我国满洲里地区暴发了大规模的肺鼠疫。伍连德等带领医护人员历时 4 个月，将这场百年不遇的鼠疫大流行彻底消灭，这是人类历史上第一次成功的流行病学防疫行动。1911 年 4 月 3 日至 28 日，"万国国际鼠疫大会"在奉天（今沈阳）召开，标志着国际抗击鼠疫的转折点。第二次世界大战后，1945 年在科西嘉地区和意大利、1947 年在苏联加里宁格勒出现了欧洲的最后一些鼠疫病例。第三次大流行中，仅在亚洲几个疫情严重的国家就有 2600 多万人感染，其中 1200 多万人死亡。

参考文献

［1］ PRENTICEM B, RAHALISON L. Plague［J］. Lancet, 2007, 369: 1196 – 1207.

［2］ GLATTER K A, FINKELMAN P. History of the Plague: An Ancient Pandemic for the Age of COVID – 19［J］. Am J Med, 2021, 134(2): 176 – 181.

［3］ BARBIERI R, SIGNOLI M, CHEVÉ D, et al. Yersinia pestis: the Natural History of Plague［J］. Clin Microbiol Rev, 2020, 34(1): e00044 – 19.

［4］ 游苏宁. 近代医学的历史钩沉 鼠疫斗士的传奇人生［J］. 中华医学信息导报, 2015, (5): 4 – 5.

第五章 生羊奶不能喝

——谈布鲁氏菌

一、布病怎么传播？

在小区门口有时候会看见一辆电动三轮车，车上有几只羊，一名商贩一边挤奶一边给小区居民售卖羊奶，有的居民接过瓶子就直接"趁热"喝起来。其实这是很危险的，因为这样可能感染布病。

布病的全称为布鲁氏菌病，是由布鲁氏菌引起的人畜共患病。布鲁氏菌最初由大卫·布鲁斯于 1887 年从一名士兵尸体的脾脏中发现，该士兵死于马耳他岛。因此人类布鲁氏菌病俗称马耳他热，也曾被称作克里米亚热、地中海热、直布罗陀热。根据名称的多样就可以看出这种疾病分布之广泛。由于其与羊的密切关系，以及发热的特征，此病还曾被称作山羊热、起伏热、缓解热等。人类感染的主要途径是食用未经消毒的奶制品，或与受感染的动物组织或分泌物接触，这种病也被认为是奶农、挤奶工人、牧羊人、奶制品行业工人，以及屠宰场工作人员的职业病。全球每年报告约 50 000 例人类布鲁氏菌病。在动物中流行时，牛布鲁氏菌病又称传染性流产或邦氏病。布鲁氏菌可以通过水平或垂直途径传播（图 5-1）。该菌在怀孕动物的子宫中浓度较高，流产的胎儿、胎盘和子宫分泌物是主要的传染源，其他动物通过接触上述物质而感染。感染动物可以通过乳汁传播给幼畜。动物也可以通过摄入受污染的饲料和水或吸入气溶胶而感染。布鲁氏菌病是全球最普遍的重新出现的人畜共患病之一，严重影响畜牧业的发展。如流产和死胎导致新生犊牛、羊羔损失，牛奶、羊奶产量减少，以及扑杀感染动物、动物出口和贸易受阻、兽医医疗费用增加等，都造成严重的经济负担。在全球范围内，布鲁氏菌病是对贫困人口影响最大的20种疾病之一。人类感染造成的治疗费用、药品费用、经济损失等，与该病可能致残的特性有关。此外，布鲁氏菌病被认为是一种常见的实验室传播感染疾病，兽医、实验室工作人员是高危人群，实验室获得性布鲁氏菌病主要通过气溶胶传播。

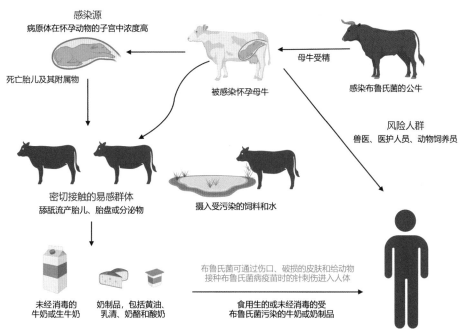

图 5 - 1　布鲁氏菌病的传播

注：受感染的怀孕奶牛通常在怀孕的最后 3 个月流产，流产的胎儿、胎盘和子宫分泌物是其他动物的感染源。受感染的牛可以是终身感染源，人类通过食用未经消毒的牛奶或奶制品而感染。

改自：KHURANA S K, SEHRAWAT A, TIWARI R, et al. Bovine brucellosis—a comprehensive review[J]. Vet Q, 2021, 41(1)：61 - 88. 西安交通大学医学部博士生黎欣宇绘图。

　　近年来研究发现，布鲁氏菌种类繁多，分布十分广泛。布鲁氏菌属包括 6 种经典布鲁氏菌和 7 种新型布鲁氏菌，根据宿主物种来命名，易感宿主广泛。宿主为陆生动物的布鲁氏菌包括流产布鲁氏菌、羊布鲁氏菌、猪布鲁氏菌、犬布鲁氏菌、波状热布鲁氏菌、沙漠森林野鼠布鲁氏菌和田鼠布鲁氏菌等 7 种。宿主为海洋哺乳动物的布鲁氏菌包括鲸布鲁氏菌和鳍脚类布鲁氏菌等。此外，还报道过从狒狒、赤狐中分离出不同的菌株类型，以及从青蛙中分离出多种非典型布鲁氏菌。

二、布病怎样防治？

布鲁氏菌感染家畜引起母畜流产，病畜还可表现为睾丸炎、附睾炎、子宫内膜炎等。人类布鲁氏菌病最常见的症状包括起伏性发热、食欲不振、体重减轻、盗汗、不安、疲劳、发冷、失眠、关节疼痛、便秘、头痛、肌痛、紧张和抑郁，也可发生脑炎、脑膜炎、脊柱炎、关节炎、心内膜炎、睾丸炎、附睾炎和前列腺炎。孕妇可因感染而流产，婴儿可因母亲的哺乳而感染。一些患者中可出现复发性并发症，如关节炎、骨髓炎、滑囊炎、椎间盘炎和腱鞘炎，极少数情况会出现硬脑膜外脓肿。

在治疗急性和慢性布鲁氏菌病方面，联合治疗优于单药治疗。药物包括多西环素、链霉素、庆大霉素、利福平和阿米卡星等，治疗一般应持续 6 周。免疫接种以畜群为主，常用菌株 S19、RB51 和 Rev1 作为疫苗菌株。疫区人群也应接种减毒活疫苗（表 5-1）。

表 5-1　流产布鲁氏菌疫苗的比较和特性

疫苗类型	特性
目前经典的减毒活疫苗	RB51：粗糙表型〔不能诱导抗脂多糖抗体和区分感染与接种疫苗动物（DIVA）〕，稳定，毒性低于 S19，流产水平低，保护水平不同，对人类有传染性，利福平耐药； S19：光滑表型（干扰诊断测试），残余毒力，导致流产，高水平保护，对人类有毒性，减少产奶量；

续表

疫苗类型	特性
目前经典的减毒活疫苗	45/20：粗糙表型，残余毒力，有不同程度的保护作用，局部反应，需要佐剂，需要重复接种疫苗； SR82：在某些国家和地区限制应用，与 S19 有类似的保护性
在小鼠模型中研究的基因工程流产布鲁氏菌活疫苗	与传统减毒活疫苗具有类似的保护性，但无其缺点
蛋白质疫苗	不是活菌，无残留毒力，可区分感染与接种疫苗动物，无毒性，适合人类使用，保护水平低，需要佐剂，需要多次加强，成本高
脱氧核糖核酸（DNA）疫苗	安全，诱导体液和细胞免疫反应，与蛋白质疫苗相比保护水平低，无残留毒力，需要适当的加强
基于载体的疫苗	在宿主细胞中存活和繁殖，给免疫系统最好的递呈方式，有不同程度的保护作用

资料来源：GHEIBI A，KHANAHMAD H，KASHFI K，et al. Development of new generation of vaccines for Brucella abortus［J］. Heliyon，2018，26，4（12）：e01079.

参考文献

［1］　KHURANA S K，SEHRAWAT A，TIWARI R，et al. Bovine brucellosis—a comprehensive review［J］. Vet Q，2021，41(1)：61 – 88.

［2］　GŁOWACKA P，ŻAKOWSKA D，NAYLOR K，et al. Brucella—Virulence Factors，Pathogenesis and Treatment［J］. Pol J Microbiol，2018，67(2)：151 – 161.

［3］　GHEIBI A，KHANAHMAD H，KASHFI K，et al. Development of new generation of vaccines for Brucella abortus［J］. Heliyon，2018，26，4(12)：e01079.

第六章 伤寒玛丽

——谈沙门菌

一、伤寒玛丽(typhoid Mary)，悲剧玛丽(tragic Mary)？

　　1906 年夏天，伤寒袭击了纽约市长岛北岸的一户人家。4 名家庭成员和 7 名仆人中，有 6 人出现了伤寒所特有的高热和长期发热。纽约卫生局的乔治·索珀受邀进行调查。索珀发现，这家原来的厨师玛丽·马伦来这里工作 3 周后，第 1 个病例开始出现，而伤寒的平均潜伏期是 3 周。索珀查阅了玛丽的档案，发现她之前工作过的大多数家庭都在她受雇后不久有家庭成员染上伤寒，她当时正在受雇工作的一家人中已有 2 个病例，但是她自己没有生病。索珀知道，健康人可以是伤寒沙门菌的携带者，虽不表现出任何症状，但可以不断排出细菌感染其他人。索珀探访了玛丽，解释了他的发现，答应提供免费医疗服务，要求她提交样本进行测试。但玛丽拿起擀面杖把他赶出了房间。索珀随后向卫生委员会报告了此事。卫生委员会派出一辆救护车前往玛丽受雇工作的那所房子，车上有 2 名实习生、3 名警察和 1 名医生。玛丽一打开门，就知道他们是来找她的，便快速从邻居家的后门逃走。警方在搜查了 3 个小时后才找到她。"她反抗、挣扎、咒骂。"医生描述当时的情景，"我让警察把她抱起来，放在救护车上。这趟去医院的路程很惊险。"在威拉德·帕克医院，玛丽被证实感染了伤寒沙门菌。她是在北美发现的第 1 个伤寒沙门菌健康携带者。至此，她已经感染了 22 人，其中 1 人死亡。当局提出，如果玛丽同意放弃烹饪职业或者切除胆囊，就可以释放她（当时的人相信胆囊是慢性感染者细菌的储存部位）。但玛丽拒绝了这两项提议，并否认她对任何人的疾病或死亡负有责任。由于不肯合作，她被隔离在偏僻的北兄弟岛上的一个小房间里。玛丽多次申请，3 年后当局释放了她，条件是她保证不再做厨师。但她没有遵守诺言，并且设法躲避当局长达 5 年之久。1915 年，她被发现在纽约市的斯隆妇产医院做厨师，该院那一段时间报告了 25 例新发伤寒病例。玛丽被重新送回北兄弟岛并在那里度过余生。她于 1938 年11 月 11 日去世，前后被强制隔离了 26 年之久。她将这种疾病传染给了至少 51 人，其中 3 人死亡。到她去世时，纽约已经确认了 400多名伤寒沙门菌健康携带者，但再没有人被强制隔离。

二、沙门菌的分类及致病性

沙门菌是一种革兰氏阴性、可运动、不产芽孢的兼性厌氧杆菌，属于肠杆菌科。这种细菌于 1884 年首次被发现。它通过与感染者直接接触，或通过食用受污染的食物和水间接接触传播。已经有2500 多种肠道沙门菌血清型被鉴定出来，但能引起人类感染的血清型不到 100 种。肠道沙门菌伤寒血清型简称伤寒沙门菌，肠道沙门菌副伤寒血清型简称副伤寒沙门菌，两者分别引起伤寒和副伤寒。伤寒和副伤寒合称肠热症。非伤寒沙门菌感染称为沙门菌病（表 6 -1）。伤寒是一种可能危及生命的急性发热性全身性感染，名字来源于希腊单词"τυφος"，它代表患者在严重感染时经历的麻木和模糊等神经精神症状。沙门菌病通常表现为胃肠炎，是一种自限性疾病。

表 6-1　伤寒和非伤寒沙门菌感染症状

肠道沙门菌血清型	疾病和症状
伤寒的（仅限人类）：伤寒、副伤寒	肠热症，可表现出发热、疲劳、食欲不振、头痛、肌痛、恶心、咳嗽（干咳）、腹胀、腹痛、腹泻；躯干出现斑疹、丘疹，呈鲑鱼色。重者可出现肠穿孔、内出血等。少数患者可转变为无症状带菌者，细菌可储存在胆囊中，无症状带菌者也可成为传染源
非伤寒的（范围广泛）：肠炎	胃肠炎最常见，主要表现为发热、恶寒、呕吐、腹胀、腹痛、炎症性腹泻，严重者可能导致脱水

资料来源：CHATTERJEE R，CHOWDHURY A R，MUKHERJEE D，et al. From Eberthella typhi to Salmonella Typhi：The Fascinating Journey of the Virulence and Pathogenicity of Salmonella Typhi[J]. ACS Omega，2023，8(29)：25674 - 25697.

三、毒力岛及耐药

伤寒沙门菌是胞内寄生菌，其感染能力依赖于毒力基因。这些毒力基因位于沙门菌致病性岛（SPI），又称毒力岛。SPI 是在致病菌染色体区域中发现的独特遗传成分，可通过水平基因转移从其他致病菌获得，携带不同于核心基因组的碱基。伤寒沙门菌约有 15 种 SPI，一些黏附、侵袭和毒素等毒性因子聚集在 SPI 中，与病原体生存、繁殖和逃避宿主免疫反应相关的基因也与 SPI 相关。Vi 荚膜多糖是伤寒沙门菌的重要毒力因子，可使伤寒沙门菌对宿主细胞的攻击更具侵袭性和致命性。此外，它还具有免疫调节特性，有助于疾病发生和发展、抑制杀菌活性、降低宿主免疫反应和限制补体沉积。

早期用于治疗伤寒的抗生素主要是氯霉素，由于由质粒介导的对氯霉素的耐药性日益增加，目前世界各地的大多数沙门菌感染都对氯霉素耐药。随着一线抗生素〔如氯霉素、氨苄青霉素和磺胺甲

唑 – 甲氧苄啶(SMZ – TMP，复方新诺明)〕耐药，二代抗生素(如氟喹诺酮类)、三代抗生素(如头孢哌酮、头孢噻肟、头孢曲松)被使用。然而耐药情况又相继出现，碳青霉烯类又被使用。孟加拉国、巴基斯坦、尼泊尔、印度、新加坡和萨摩亚等多地报告了阿奇霉素耐药分离株。多药耐药在亚洲国家普遍存在，非洲地区(包括南非、埃及、尼日利亚和肯尼亚)及欧洲一些国家也有病例报告。2016 年以来，在巴基斯坦发现了广泛耐药伤寒沙门菌(XDR *S. Typhi*)暴发，超过 1.5 万病例被报告，流行地区也从巴基斯坦的信德省扩展到其他地区。该菌株耐药性通过编码 *blaCTX – M –15* 基因的质粒获得，由 H58 分支引起。虽然 XDR *S. Typhi* 目前在其他国家没有流行，但多个国家报告了从巴基斯坦返回的旅行者中出现输入性病例。

四、流行及预防

伤寒沙门菌是全球主要的食源性病原体，肉类、蛋类、奶制品和活禽是重要风险来源。在中低收入国家，主要风险因素为卫生条件差和缺乏清洁用水，以及生活方式和环境危害；在高收入国家，主要风险因素与水果、蔬菜和肉类来源的污染有关。据估计，2019年伤寒沙门菌造成全球 924 万例病例〔95% 置信区间(CI)：594 万 ~ 1413 万〕、805 万例(95% CI：386 万 ~ 1393 万)伤残调整生命年(DALY)，以及 110 029 例(95% CI：52 810 ~ 191 205)死亡。疾病负担最重的是 5 ~ 9 岁儿童，其次是 10 ~ 14 岁和 1 ~ 4 岁儿童。南亚和东南亚的伤寒疾病负担重，撒哈拉以南非洲部分地区发病率较高。

伤寒结合疫苗(TCV)显示出高水平的保护性，巴基斯坦、印度、孟加拉国、利比里亚、津巴布韦、尼泊尔等国家已将其引入常规儿童免疫规划。目前的研究旨在将多种病原体靶点与伤寒一并纳入。如沙门菌 Vi 多糖 – 破伤风类毒素结合疫苗（Typbar – TCV），被证明对 6 个月大的婴儿具有良好的耐受性和免疫原性。

参考文献

［1］ BROOKS J. The sad and tragic life of Typhoid Mary［J］. CMAJ, 1996, 154（6）: 915 – 916.

［2］ CHATTERJEE R, CHOWDHURY A R, MUKHERJEE D, et al. From Eberthella typhi to Salmonella Typhi: The Fascinating Journey of the Virulence and Pathogenicity of Salmonella Typhi［J］. ACS Omega, 2023, 8（29）: 25674 – 25697.

［3］ QAMAR F N, HUSSAIN W, QURESHI S. Salmonellosis Including Enteric Fever［J］. Pediatr Clin North Am, 2022, 69（1）: 65 – 77.

［4］ FROST I, SATI H, GARCIA – VELLO P, et al. The role of bacterial vaccines in the fight against antimicrobial resistance: an analysis of the preclinical and clinical development pipeline［J］. Lancet Microbe, 2023, 4（2）: e113 – e125.

［5］ CAREY M E, MCCANN N S, GIBANI M M. Typhoid fever control in the 21st century: where are we now［J］. Curr Opin Infect Dis, 2022, 35（5）: 424 – 430.

［6］ KHAN M, SHAMIM S. Understanding the Mechanism of Antimicrobial Resistance and Pathogenesis of Salmonella enterica Serovar Typhi［J］. Microorganisms, 2022, 10（10）: 2006.

［7］ TAEBNIA N, RÖMLING U, LAUSCHKE V M. In vitro and ex vivo modeling of enteric bacterial infections［J］. Gut Microbes, 2023, 15（1）: 2158034.

［8］ JAHAN F, CHINNI S V, SAMUGGAM S, et al. The Complex Mechanism of the Salmonella typhi Biofilm Formation That Facilitates Pathogenicity: A Review［J］. Int J Mol Sci, 2022, 23（12）: 6462.

第七章　都是芽苗惹的祸？

——谈产志贺毒素大肠杆菌

一、德国暴发的疫情

德国的医疗保健系统被认为是世界上最好的医疗保健系统之一，具有良好的基础设施、密集的医院网络和充足的门诊医护人员，患者可以自由选择医疗机构，等待就诊的时间也很短。作为欧盟最大的经济体，德国在人均卫生支出方面长期居于欧盟国家首位。但是 2011 年，一场由大肠杆菌（$E.\ coli$）引发的传染病疫情却席卷德国北部，短期内导致 3000 多人感染，其中 800 多人病情严重，50 多人死亡。在德国医疗保健系统如此发达、抗生素种类如此丰富、人们对大肠杆菌如此熟悉（几乎耳熟能详）的情况下，为什么会出现这样的疫情呢？

2011 年 5 月 19 日，德国国家级公共卫生机构罗伯特·科赫研究所获悉，这一天在汉堡市的一家医院收治了 3 例儿童溶血性尿毒症综合征（HUS）病例。HUS 于 20 世纪 50 年代首次被报道在儿童身上出现，具有 3 个主要特征：急性肾衰竭、溶血性贫血和血小板减少症。2011 年 5 月 20 日，罗伯特·科赫研究所的一个研究小组抵达汉堡协助调查。随后的调查结果让人震惊。2011 年 5 月 1 日至 7 月 4 日，德国共报告 3816 例产志贺毒素大肠杆菌感染病例，其中 845 例临床表现为 HUS（其中 36 例死亡，病死率 4.3%），2971 例为产志贺毒素大肠杆菌胃肠炎（其中 18 例死亡，病死率 0.6%）。德国 16 个州都报告了 HUS 病例，北部的汉堡市、石勒苏益格－荷尔斯泰因州、不来梅市、梅克伦堡－前波美拉尼亚州和下萨克森州发病率最高，被称为"德国北部疫情区"，其他州的病例大多可与目的地在疫区的旅行相关联。此外，还有15个国家报告了前往德国北部旅行的人群中发生病例，包括51例HUS（其中2例死亡）和89例产志贺毒素大肠杆菌胃肠炎。最初的流行病学调查发现患者大都食用过芽苗，以为是芽苗"惹的祸"。后来的研究发现，产志贺毒素大肠杆菌O104：H4血清型（*E. coli* O104：H4）是疫情的元凶，而受到细菌污染的芽苗只是传染源。

此次疫情之前，腹泻相关性HUS主要发生于儿童，主要病原体是产志贺毒素大肠杆菌O157：H7血清型（*E. coli* O157：H7），该菌也是产志贺毒素大肠杆菌的毒力原型。但此次疫情非常特殊，表现为：①导致此次疫情的菌株为 *E. coli* O104：H4 而非 *E. coli* O157：H7。该菌株结合了两种不同的引起腹泻大肠杆菌的毒力特性：肠集聚性大肠杆菌和产志贺毒素大肠杆菌。菌株携带典型肠集聚性大肠杆菌的染色体骨架，可能已经获得了噬菌体编码 stx2a 基因和其他遗传元件。此前曾从HUS患者中分离出类似菌株，但很少见。②疫情中101例儿童出现HUS，但菌株不携带 eae 基因（编码肠道黏附因子内膜素），而此前在德国和奥地利从患有HUS的儿童身上分离的产志贺毒素大肠杆菌绝大多数（97%）携带 eae 基因。③22%的患者出现HUS，病例数几乎是前几年同期发生病例数的70倍。患病比例也远高于美国对 *E. coli* O157：H7 进行监测而确定的7%的比例。④88%的HUS患者是17岁以上，只有2%的HUS患者年龄小于5岁，而2001—2010年德国报告的HUS病例中年龄小于5岁的占比为69%。1996年在日本暴发的产志贺毒素大肠杆菌感染疫情中共发现121例HUS病例，均为儿童。⑤此次疫情的中位潜伏期较长（8天），而 *E. coli* O157：H7 为3～4天。⑥HUS患者中女性所占比例很高，其原因有待阐明。一种可能是女性更有健康意识，吃芽苗的次数更多。⑦菌株对β－内酰胺类抗生素（如氨苄青霉素）和第三代头孢菌素类药物耐药，对部分氟喹诺酮类药物（如萘啶酸）耐药，但对碳青霉烯类和环丙沙星敏感。

二、大肠杆菌的分类及感染特点

大肠杆菌于 1885 年由特奥多尔·埃舍里希首次发现，为肠杆菌科的革兰氏阴性细菌。大肠杆菌是肠道中重要的正常菌群，能为宿主提供一些具有营养作用的合成代谢产物，但也可引发肠道内或肠道外疾病。致病大肠杆菌可根据不同脂多糖（O 抗原）、鞭毛（H 抗原）的组分（O：H）分为不同血清型。肠道致病性大肠杆菌根据其毒力基因和与宿主细胞的相互作用可进一步分为 8 种不同的致病型，除了前文已经阐述的肠集聚性大肠杆菌、产志贺毒素大肠杆菌以外，还包括肠产毒性大肠杆菌、肠致病性大肠杆菌、肠出血性大肠杆菌、肠侵袭性大肠杆菌、弥漫性黏附性大肠杆菌、黏附性侵袭性大肠杆菌等。所有致病型都与不同年龄段不同类型的腹泻疾病有关，其中产志贺毒素大肠杆菌是所有年龄组急性腹泻最常见的病原体。

E. coli O157：H7 是产志贺毒素大肠杆菌的一个血清型，其常见宿主是反刍动物，尤其是牛。人通过接触受污染的食物或水、动物或其农场环境，以及受感染的人而感染。全球每年约有 280 万人感染 *E. coli* O157：H7。根据美国食源性疾病主动监测网络报告，2019 年美国由 *E. coli* O157：H7 引起的食源性疾病较 2016—2018 年增加了 34%。肠外致病性大肠杆菌以化脓性感染和尿路感染最为常见。化脓性感染如腹膜炎、阑尾炎、手术创口感染、菌血症和新生儿脑膜炎，尿路感染以尿道炎、膀胱炎、肾盂肾炎常见。

三、大肠杆菌的流行特点

除了 *E. coli* O157：H7 及 *E. coli* O104：H4 引发的一些暴发性感

染疫情，大肠杆菌还是高收入国家菌血症最常见的病原体，超过金黄色葡萄球菌和肺炎链球菌等其他主要致菌血症的病原体。大肠杆菌菌血症的疾病负担巨大，特别是在老年人中。虽然大肠杆菌菌血症可发生于所有年龄段的成年人，但其发病率在55岁及以上人群中逐渐上升。世界老年人口继续以前所未有的速度增长，预计65岁及以上人口将从2015年的6.17亿增加到2030年的10亿及2050年的16亿。特别是65～74岁年龄段，目前是、未来也将是65岁及以上人口的大多数，因此大多数病例将发生在此年龄段的人群中。为了有效地减少大肠杆菌菌血症，免疫计划应在65岁之前开展。可以类比的是，一些高收入国家已经采用与年龄相关联的策略，对老年人疾病负担沉重的一些传染病（如季节性流感、肺炎链球菌感染和带状疱疹）进行常规疫苗接种。尿路感染是老年人最常见的细菌感染，发病率随着年龄的增长而增加，在60～90岁人群中发病密度为30～100/1000人年。大肠杆菌是尿路感染最常见的病原体，尿路感染也是大肠杆菌菌血症的主要病因，占病例的50%以上。大肠杆菌菌血症的另一个常见病因是胆道感染，可由胃肠道和其他腹腔内感染的细菌上行引发。

参考文献

[1] BLÜMEL M, SPRANGER A, ACHSTETTER K, et al. Germany: Health System Review[J]. Health Syst Transit, 2020, 22(6): 1 - 272.

[2] FRANK C, WERBER D, CRAMER J P, et al. Epidemic profile of Shiga - toxin - producing Escherichia coli O104: H4 outbreak in Germany[J]. N Engl J Med, 2011, 365(19): 1771 - 1780.

[3] BONTEN M, JOHNSON J R, VAN DEN BIGGELAAR A H J, et al. Epidemiology of Escherichia coli Bacteremia: A Systematic Literature Review[J]. Clin Infect Dis, 2021, 72(7): 1211 - 1219.

[4] CHUA P L C, NG C F S, TOBIAS A, et al. Associations between ambient tem-

perature and enteric infections by pathogen: a systematic review and meta – analysis[J]. Lancet Planet Health, 2022, 6(3): e202 – e218.

[5] RANI A, RAVINDRAN V B, SURAPANENI A, et al. Review: Trends in point – of – care diagnosis for Escherichia coli O157: H7 in food and water[J]. Int J Food Microbiol, 2021, 349: 109233.

[6] DENAMUR E, CLERMONT O, BONACORSI S, et al. The population genetics of pathogenic Escherichia coli[J]. Nat Rev Microbiol, 2021, 19(1): 37 – 54.

[7] MIRSEPASI – LAURIDSEN H C, VALLANCE B A, KROGFELT K A, et al. Escherichia coli Pathobionts Associated with Inflammatory Bowel Disease[J]. Clin Microbiol Rev, 2019, 32(2): e00060 – 18.

第八章　里急后重

——谈痢疾杆菌

一、痢疾症状

在痢疾的临床表现中，有一个辨识度很高的词——里急后重。什么是里急后重呢？"里急"形容大便在腹内窘迫急痛，欲解下为爽；"后重"形容大便至肛门，有重滞欲下不下之感，肛门、直肠及髓尾部坠胀，总有"排便不尽感"（引自百度百科）。导致里急后重的原因包括感染性疾病和非感染性疾病，而感染性疾病中最常见的病原体是痢疾志贺菌，俗称痢疾杆菌。痢疾志贺菌含有的内毒素作用于肠黏膜，促进炎症、溃疡、坏死和出血的发生。内毒素还可作用于肠壁自主神经系统，使肠功能发生紊乱，肠蠕动失调和痉挛，尤其是直肠括约肌痉挛最明显，因而出现里急后重的症状。

痢疾志贺菌还含有一种很厉害的外毒素——志贺毒素，是由痢疾志贺菌1型和产志贺毒素大肠杆菌产生的一个细胞毒性蛋白家族。该毒素由1个A亚单位和5个B亚单位组成。毒素作用的主要表现是上皮细胞损伤，但志贺毒素在小部分患者身上可介导肾小球内皮细胞的损伤，导致溶血性尿毒症综合征，其病死率可达35%。志贺毒素对宿主细胞的特异性靶向和在细胞质中的高效传递可能被用于生物医学目的。此外，研究发现在伯基特淋巴瘤细胞和多种类型的实体瘤中，志贺毒素受体Gb3/CD77具有高水平的表达。这些特性促使人们尝试将志贺毒素开发为生物医学应用工具，如用于癌症诊断或治疗。

痢疾志贺菌是志贺菌属中的一种细菌。日本医生志贺清在1898年发现该属中最致命的成员——痢疾志贺菌是痢疾的病原体，该属以他的名字命名。志贺菌为革兰氏阴性短小杆菌，无芽孢，无鞭毛，无荚膜，有菌毛。该属的细菌包括4种，除了痢疾志贺菌外，还有福氏志贺菌、鲍氏志贺菌和宋氏志贺菌。各种志贺菌属细菌导致的疾病统称志贺菌病，是全球重要的公共卫生问题。痢疾志贺菌和鲍氏志贺菌主要在南亚和撒哈拉以南非洲地区流行；宋氏志贺菌是发达国家与腹泻疾病有关的最常见的志贺菌，也是旅行者腹泻的重要病原体；福氏志贺菌病占全球所有志贺菌病例的60%，是志贺菌病最常见的病种。有趣的是，志贺菌在细菌发病机制的研究中可作为模式病原体，其中福氏志贺菌已成为在分子、细胞和组织水平上研究得最透彻的病原体之一。

二、志贺菌病的流行形势及常见细菌性腹泻的危险因素

志贺菌病的传染源是患者和带菌者，主要的传播方式是粪－口途径。志贺菌的感染量非常低，为10～100个细菌。目前，志贺菌病仍是一个重要的公共卫生问题，估计全世界每年有1.65亿病例，其中10万例死亡，5岁以下的儿童患者死亡风险最高。志贺菌病的发生主要局限于发展中国家，清洁饮用水供应的局限和不良卫生条件助长疾病传播，营养不良加剧疾病的严重程度。表8-1总结了几种常见细菌性腹泻的流行病学危险因素。

表 8 – 1 　几种常见细菌性腹泻的流行病学危险因素

暴露方式	病原体及常见传染源
与患者接触	志贺菌属、非伤寒沙门菌、弯曲杆菌属、产志贺毒素大肠杆菌
旅行	志贺菌属、非伤寒沙门菌、弯曲杆菌属
食源性：肉类(生的、未煮熟的肉或其他动物产品，交叉污染的食品、容器表面或设备)	产志贺毒素大肠杆菌(被污染的汉堡包、被反刍动物粪便污染的产品)、非伤寒沙门菌(鸡蛋、家禽、未经消毒的牛奶等)、弯曲杆菌属(家禽、鸡蛋、未经消毒的牛奶等)、小肠结肠炎耶尔森菌(猪肉、猪肠、未经消毒的牛奶)、假结核耶尔森菌(野生动物)
被野生鸟类粪便污染的地表水	弯曲杆菌属
机构内接触或儿童保育	志贺菌属、产志贺毒素大肠杆菌
与动物接触	弯曲杆菌属(野生和家养动物，特别是鸟类；腹泻的幼犬或幼猫)、非伤寒沙门菌(农场家畜、无症状爬行类宠物、两栖动物、鸟类、狗、猫)、产志贺毒素大肠杆菌(反刍动物、宠物)、小肠结肠炎耶尔森菌(腹泻的猪、狗或猫)、假结核耶尔森菌〔有蹄类动物(如鹿、麋鹿、山羊、绵羊、牛)、啮齿动物、兔子、鸟类〕
男同性恋者	志贺菌属、非伤寒沙门菌
输血传播	耶尔森菌属

资料来源：KOTLOFF K L. Bacterial diarrhoea[J]. Curr Opin Pediatr, 2022, 34(2)：147 – 155.

三、志贺菌病的治疗及疫苗研究的可行性

WHO 推荐将环丙沙星作为一线药物治疗志贺菌病和痢疾。由于志贺菌耐药性的全球增强和氟喹诺酮类药物的不良反应，美国和欧洲传染病学会建议使用阿奇霉素作为一线治疗药物，头孢曲松钠作为 3 个月以下婴儿或需要住院治疗的全身性损害重症患者的首选。需要注意的是，抗生素不能立即防止水和电解质的流失，而水和电解质的流

失是腹泻导致死亡的最常见原因。口服和静脉补液疗法可以直接预防志贺菌病腹泻引起的脱水死亡。因此，旨在以低成本广泛提供口服补液疗法的全球计划是拯救生命的最重要干预措施之一。

目前还没有预防志贺菌的疫苗，部分原因是要想使疫苗全球有效，需首先考虑志贺菌的大量血清型——痢疾志贺菌含 15 个血清型，福氏志贺菌含 19 个血清型，鲍氏志贺菌含 20 个血清型，宋氏志贺菌含 1 个血清型。多种技术路线的疫苗正在研究中，目前有 13 种候选疫苗处于临床试验期。在 WHO 耐药性重点清单中病原体的疫苗可行性建议中，志贺菌疫苗属于 C 组（表 8 - 2）。

表 8 - 2　耐药性重点清单中病原体的疫苗可行性建议

分组	可行性	建议
A 组	可行性很高，是抗生素耐药性的重点病原体，已有获得许可的疫苗。本组病原体与疫苗开发的高可行性相关，包括伤寒沙门菌、肺炎链球菌、B 型流感嗜血杆菌和结核分枝杆菌	根据 WHO 的免疫目标，扩大已批准疫苗的覆盖范围，最大限度地减少抗生素耐药性，加快研制更有效的结核病疫苗
B 组	可行性高，是抗生素耐药性的重点病原体，候选疫苗处于后期开发阶段(3 期)，未来几年疫苗将适用于针对这些病原体引起的耐药感染。本组病原体与疫苗开发的高可行性相关，包括肠外致病性大肠杆菌、甲型副伤寒沙门菌、淋病奈瑟菌和艰难梭菌	加快研制针对这些病原体的疫苗
C 组	可行性中等，是抗生素耐药性的重点病原体，候选疫苗在早期临床试验或专家评审中确定为可行的疫苗靶点。对于这些病原体，疫苗可能是针对耐药感染的可行解决方案。本组病原体与疫苗开发的中等可行性相关，包括肠产毒性大肠杆菌、肺炎克雷伯菌、非伤寒沙门菌、弯曲杆菌和志贺菌。鉴于候选疫苗目前仍处在开发的早期阶段，短期内不会有针对这些病原体的疫苗上市	继续开发针对这些病原体的疫苗，并扩大对疫苗使用潜力、影响及其他工具的了解，以应对抗生素耐药性威胁

续表

分组	可行性	建议
D 组	可行性低，是抗生素耐药性的重点病原体，但在临床开发中尚未确定候选疫苗。因此，在可预见的未来，疫苗并不是针对耐药感染的可行解决方案。这些病原体与疫苗开发的可行性低度相关，包括鲍曼不动杆菌、铜绿假单胞菌、肠杆菌、粪肠球菌、金黄色葡萄球菌和幽门螺杆菌。应探索其他控制方法，包括治疗和有效的感染预防，并应确保获得清洁水、适当的环境卫生和个人卫生设施。由于鲍曼不动杆菌和铜绿假单胞菌的药物开发渠道目前不足以充分解决疾病负担，这一问题更显紧迫	将重点放在其他预防和控制工具上，以对抗相关抗生素耐药性威胁。开展基础研究，了解产品开发障碍，最终促进疫苗开发

资料来源：FROST I, SATI H, GARCIA – VELLO P, et al. The role of bacterial vaccines in the fight against antimicrobial resistance：an analysis of the preclinical and clinical development pipeline[J]. Lancet Microbe, 2023, 4(2)：e113 – e125.

参考文献

[1] FROST I, SATI H, GARCIA – VELLO P, et al. The role of bacterial vaccines in the fight against antimicrobial resistance：an analysis of the preclinical and clinical development pipeline[J]. Lancet Microbe, 2023, 4(2)：e113 – e125.

[2] KOTLOFF K L. Bacterial diarrhoea[J]. Curr Opin Pediatr, 2022, 34(2)：147 – 155.

[3] LAMPEL K A, FORMAL S B, MAURELLI A T. A Brief History of Shigella[J]. EcoSal Plus, 2018, 8(1)：10.

[4] SCHNUPF P, SANSONETTI P J. Shigella Pathogenesis：New Insights through Advanced Methodologies[J]. Microbiol Spectr, 2019, 7(2).

[5] ROBERT A, WIELS J. Shiga Toxins as Antitumor Tools[J]. Toxins(Basel), 2021, 13(10)：690.

[6] SALLEH M Z, NIK ZURAINA N M N, HAJISSA K, et al. Prevalence of Multidrug – Resistant and Extended – Spectrum Beta – Lactamase – Producing Shigella Species in Asia：A Systematic Review and Meta – Analysis[J]. Antibiotics(Basel), 2022, 11(11)：1653.

第九章　东南亚旅游谨防类鼻疽

——谈类鼻疽伯克霍尔德菌

一、鲜为人知，危害很大

无论是类鼻疽这种疾病，还是类鼻疽伯克霍尔德菌这种细菌，相信大家平时都很少听说。类鼻疽是一种会危及生命的传染病，其临床表现可能与其他感染相似，使其在非流行区难以识别或延迟识别。该病主要在热带地区流行，特别是在东南亚和澳大利亚北部。随着前往流行地区的全球旅行增加、流行地区恶劣天气的发生率增加及从流行地区进口动物或受污染的产品等，该病流行风险也在增加，被视为一种正在扩大流行的疾病。近年来，糖尿病逐渐成为类鼻疽的主要危险因素，全球糖尿病的高发病率可能会增加类鼻疽引起的死亡人数。

类鼻疽于1911年由英国医生艾尔弗雷德·惠特莫尔和他的助手克里希纳斯瓦米在缅甸仰光首次发现。从首次发现以来，其病原体被多次更名，如惠特莫尔细菌、惠特莫尔芽孢杆菌、类鼻疽假单胞菌等，最终于1992年被正式命名为类鼻疽伯克霍尔德菌。该疾病及病原体发现的里程碑见表9-1。全球类鼻疽的发病人数约为每年16.5万人，其中死亡8.9万人。在类鼻疽流行的主要地区中，澳大利亚北领地的顶端和泰国东北部是热点地区，年发病率达每10万人50例。类鼻疽是泰国东北部第三大常见的传染病死亡原因，仅次于艾滋病和结核病。该病也成为马来西亚、新加坡、越南和柬埔寨的地方病。目前，该病流行区扩大到印度次大陆、中国南部、太平洋和印度洋多个岛屿及美洲部分地区。该病在非洲的流行程度仍不确定。在流行地区接触土壤和水较多的人感染风险高，土著和托雷斯海峡岛民、建筑工人、农民及生态旅行者是高风险人群。类鼻疽病例与月平均降雨量之间存在强烈的相关性。流行病学研究表明，81%的澳大利亚病例出现在雨季，主要的传播方式是暴露于雨季的土壤或水以后的经皮肤感染。气溶胶或吸入感染通常发生在强降雨和严重风暴之后，潜伏期较短，肺炎、败血症休克和死亡风险较高。在一些流行地区，摄入未经氯化消毒的饮用水与感染相关。其他传播方式（如垂直传播、人畜间传播、母乳传播、性传播）较罕见。对澳大利亚和泰国的队列回顾性研究发现，类鼻疽发生的多个宿主风险因素包括糖尿病、大量饮酒（特别是酗酒），以及慢性肾脏和肺部疾病。

表 9 - 1　类鼻疽史上的里程碑

年份	事件
1911	疾病首次在缅甸报告
1921	命名为类鼻疽
1927	南亚（斯里兰卡）报告首例人间病例
1932	南亚和东南亚报告 83 例病例，病死率 98%
1936	非洲（马达加斯加）报告首例动物（猪）病例
1937	土壤和水体被认定为类鼻疽伯克霍尔德菌的栖息地
1947	中美洲（巴拿马）报告首例人间病例
1949	澳大利亚报告首例动物（羊）病例
1967—1973	驻越美军报告 343 例病例，其中 50 例被怀疑为吸入感染
1982	南美（巴西）土壤中首次发现类鼻疽伯克霍尔德菌
1989	发现头孢他啶使类鼻疽的死亡率减半（从 74% 降至 37% ）
1992	病原体被正式命名为类鼻疽伯克霍尔德菌
2002	减毒活疫苗在小鼠模型中研制
2003	建立了类鼻疽伯克霍尔德菌的多位点序列分型
2004	类鼻疽伯克霍尔德菌首次被测序

年份	事件
2012	类鼻疽伯克霍尔德菌被美国疾病预防控制中心列为 B 级潜在生物恐怖制剂
2014	磺胺甲噁唑 – 甲氧苄啶被确定为口服根除疗法
2016	模型研究预测每年有 89 000 人死于类鼻疽
2017	全基因组测序用于绘制类鼻疽伯克霍尔德菌的地理分布并指出澳大利亚是早期的储存地

资料来源：WIERSINGA W J, VIRK H S, TORRES A G, et al. Melioidosis［J］. Nat Rev Dis Primers, 2018, 4：17107.

二、致病性及临床表现

伯克霍尔德菌属有 40 多个种，其中致病菌除了类鼻疽伯克霍尔德菌外，还有鼻疽伯克霍尔德菌，引起马鼻疽，对人也具有高度毒力。类鼻疽伯克霍尔德菌是一种小的、革兰氏阴性、可运动的需氧杆菌，存在于流行区的土壤、水和植物中，感染人可引起类鼻疽。该菌是生存能力顽强的环境腐生菌，可抵抗极端温度、酸性和碱性条件、消毒剂和防腐溶液。基因组由两条分别为 4.07 兆碱基对（Mbp）和 3.17Mbp 的染色体组成，是最复杂的细菌基因组之一。对类鼻疽患者多个组织位点的多个细菌菌落的基因分型研究发现，单个患者体内存在大量的细菌遗传多样性，表明该菌在宿主体内快速进化的能力。该菌包含 3 个Ⅲ型分泌系统基因簇，可编码跨膜"注射器"，将细菌效应分子递送到宿主细胞的细胞质中；还编码 6 个Ⅵ型分泌系统，这些系统与细菌毒力、细胞内存活和细菌群落内竞争有关。毒力因子还包括荚膜多糖、脂多糖、鞭毛、伯克霍尔德菌致死因子 – 1 等。

类鼻疽的临床特征类似于许多其他疾病（如败血症/脓毒性休克、社区获得性肺炎和结核病等），常导致误诊，因此被称为"超级模仿者"。疾病表现从急性败血症到慢性感染不一，病死率为40%左右。类鼻疽的典型特征是肺炎和多发性脓肿，是东南亚和澳大利亚北部社区获得性败血症的重要原因。疾病的平均潜伏期为9天，但在吸入感染后，症状会进展得更快（<24小时）。在急性疾病中，败血症很常见，50%以上的患者表现为菌血症，20%的患者发生败血症休克。肺部感染是成人最常见的急性感染，占50%以上的病例，而约20%的儿科病例出现肺炎。儿童皮肤感染更常见（60%），而成人为13%。化脓性腮腺炎是泰国、柬埔寨儿童类鼻疽的常见表现，在泰国占儿童病例的40%。内脏脓肿通常发生在脾、肝、肾上腺和肾。前列腺脓肿、脑脊髓炎、心包炎、纵隔肿块、甲状腺和阴囊脓肿也有报道。类鼻疽和鼻疽的高死亡率及其烟雾化的可能性，使其成为潜在的生物威胁因素。美国疾病预防控制中心战略规划小组对可能引起人类疾病的潜在生物恐怖制剂根据危害程度分为3个优先处理等级，类鼻疽和鼻疽被列为第二优先处理等级。

三、微生物学检查方法与防治原则

临床标本（如血液、尿液、痰液、皮肤损伤处或脓液）的细菌培养是诊断的主要方法。类鼻疽伯克霍尔德菌不是人体正常菌群，因此从任何临床样本中分离出来即视为类鼻疽的诊断。该菌在标准血液/MacConkey琼脂培养基上生长缓慢，使用选择性培养基（如Ashdown琼脂）有助于分离和检测菌落。临床样品的聚合酶链反应（PCR）检测可提供比培养更快的检测结果，但该方法不够敏感，尤其是用血液样本时。流行地区的背景抗体阳性率高及疾病早期的假阴性结果，使得血清学检测的临床应用有限。基质辅助激光解吸飞行时间质谱仪可以提供快速、准确的分析结果。

类鼻疽病程漫长。治疗分为两个阶段：先使用静脉滴注抗菌药物进行强化治疗，然后使用口服抗菌药物进行根除治疗。强化治疗阶段药物为头孢他啶、美罗培南或亚胺培南，需 10～14 天。根除治疗阶段药物为磺胺甲噁唑－甲氧苄啶，需 3～6 个月。根除治疗替代药物为阿莫西林－克拉维酸。

参考文献

［1］ TAPIA D，SANCHEZ－VILLAMIL J I，TORRES A G. Emerging role of biologics for the treatment of melioidosis and glanders［J］. Expert Opin Biol Ther，2019，19(12)：1319－1332.

［2］ OLIVEIRA M，MASON－BUCK G，BALLARD D，et al. Biowarfare，bioterrorism and biocrime：A historical overview on microbial harmful applications［J］. Forensic Sci Int，2020，314：110366.

［3］ WIERSINGA W J，VIRK H S，TORRES A G，et al. Melioidosis［J］. Nat Rev Dis Primers，2018，4：17107.

［4］ WIERSINGA W J，CURRIE B J，PEACOCK S J. Melioidosis［J］. N Engl J Med，2012，367(11)：1035－1044.

［5］ CHAKRAVORTY A，HEATH C H. Melioidosis：An updated review［J］. Aust J Gen Pract，2019，48(5)：327－332.

［6］ BORTON D. Melioidosis：Emerging beyond endemic areas［J］. Nursing，2022，52(10)：29－34.

［7］ REDDI D，DURANT L，BERNARDO D，et al. In Vitro Priming of Human T Cells by Dendritic Cells Provides a Screening Tool for Candidate Vaccines for Burkholderia pseudomallei［J］. Vaccines(Basel)，2021，9(8)：929.

［8］ CURRIE B J. Melioidosis and Burkholderia pseudomallei：progress in epidemiology，diagnosis，treatment and vaccination［J］. Curr Opin Infect Dis，2022，35(6)：517－523.

［9］ OSLAN S N H，YUSOFF A H，MAZLAN M，et al. Comprehensive approaches for the detection of Burkholderia pseudomallei and diagnosis of melioidosis in human and environmental samples［J］. Microb Pathog，2022，169：105637.

第十章 鹦鹉爱好者须知

——谈鹦鹉热衣原体

一、病原体宿主广泛

作为一种宠物鸟，鹦鹉因其漂亮的羽毛和"学舌"的聪慧受到人们的喜爱。但是，鹦鹉身上携带一种病原微生物，既可以导致鹦鹉得病，也可以导致人类得病，它就是鹦鹉热衣原体。人类鹦鹉热于1879年由瑞士医生雅克布里特博士首次报告。1893年，埃德蒙·诺卡从死于鹦鹉热的鹦鹉的骨髓中分离出一种革兰氏阴性细菌，当时称为"鹦鹉热杆菌"。1929—1930年，从阿根廷运送的绿亚马孙鹦鹉使欧洲和美洲的许多国家发生了第一次人类鹦鹉热大流行（共有700多例病例）。贝德森等于1930年首次在人类中分离出鹦鹉热衣原体；1932年首次发现并描述了鹦鹉热衣原体的双相发育周期，即具有原体和网状体（又称始体）两种形态。同年，报告了首例由鸡传播的人畜共患鹦鹉热病例。

目前，在全球范围内已在500多种（属于30个目）家养或野生的鸟类中发现了鹦鹉热衣原体，鹦鹉和鸽子的感染率更高。鸟类是鹦鹉热衣原体的主要宿主，人类是偶然宿主，人类通过直接接触受感染鸟类的羽毛和组织，或者吸入病原体而被感染。对于许多因工作与鸟类接触的人来说，鹦鹉热是一种职业健康危害。高风险人群主要包括鸟类爱好者、赛鸽饲养员、宠物店员工、珍禽和鸟类经销商、家禽加工工人，以及诊断实验室员工、兽医诊所员工、公共卫生检查员等，已报道多起家禽加工厂的疫情暴发。家畜和野生动物也是鹦鹉热衣原体的宿主，鹦鹉热衣原体已从牛、马、山羊、绵羊、猪、猫等动物和啮齿动物中分离出来，鳄鱼、考拉、非洲爪蛙中也已检出，但从家畜或野生动物传染给人类的报道较少。世界范围内人类鹦鹉热衣原体感染的流行率很低，呈散发状态，多为小型局部暴发或孤立病例，如2013年法国报告8名妇女因处理受感染的鸡而感染。社区获得性肺炎与鹦鹉热衣原体感染相关，全球约1%的社区获得性肺炎由鹦鹉热衣原体引起。鹦鹉热衣原体传播及致病的特点使其位列美国疾病预防控制中心所列出的潜在生物恐怖制剂清单（B类）。

二、原体与网状体

鹦鹉热衣原体属于衣原体门衣原体目衣原体科，为专性真核细胞内寄生，球形，革兰氏阴性。具有48~72小时的双相发育周期，其间出现原体和网状体两种形态。原体（EB）的大小为$0.2\mu m$，具有传染性，不可复制，存在于细胞外，具有抗干燥的能力，可以在外界环境中存活数月。网状体（RB）的大小为$0.8\mu m$，抵抗力弱，无传染性，存在于细胞内，是衣原体的繁殖型。在感染宿主细胞后，原体在细胞空泡中增殖，形成结构疏松、不含糖原、碘染色呈阴性的包涵体。

衣原体的双相发育周期见图10-1。周期开始于感染性EB对宿主细胞的附着和侵袭，在膜结合的液泡内形成包涵体。EB随后逐渐分化为RB，RB在最终重新分化为EB之前经历重复的复制周期。生命周期以EB通过宿主细胞裂解或挤出形式从宿主细胞释放而结束，从而开始新一轮感染。

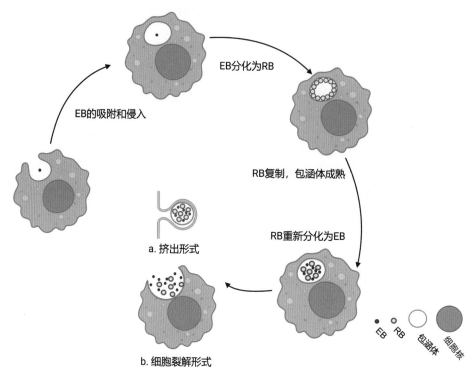

图 10-1　衣原体的双相发育周期

改自：BANHART S，SCHÄFER E K，GENSCH J M，et al. Sphingolipid Metabolism and Transport in Chlamydia trachomatis and Chlamydia psittaci Infections［J］. Front Cell Dev Biol，2019，7：223. 西安交通大学医学部博士生黎欣宇绘图。

三、致病性及防治

鹦鹉热衣原体可感染鸟类的呼吸、消化系统，或引起全身感染，以急性、亚急性或慢性形式影响世界各地的野生和家养鸟类。在家禽中，火鸡和鸭子比鸡更容易感染。受感染的禽鸟并不总是表现出疾病迹象，潜伏感染在间歇性或慢性疾病中常见。疾病症状包括嗜睡、食欲下降、羽毛脱落、腹泻、绿色粪便等，可诱发心包炎、肺炎、肝炎、脾炎和（或）空气球囊炎，还可导致感染鸡的鸡蛋产量减少（可减少 10%～20%），有时可导致死亡。鹦鹉热衣原体可从鸟类传播到马，母马流产是常见症状。由于鹦鹉热衣原体可以在马体内形成稳定的感染，应考虑从马传播给人的可能性。

人类主要经呼吸道吸入病鸟粪便、分泌物或羽毛的气雾或尘埃而感染，也可经破损的皮肤、黏膜或眼结膜感染。该病的潜伏期多为5~21天（最短3天，最长可达45天）。大多数人感染无症状。在未经治疗的患者中，疾病的严重程度从不明显到致命不等。临床表现多为非典型性肺炎，以发热、头痛、干咳为主要症状，胸部X线片大多显示为片状、云絮状、结节状或粟粒状阴影，由肺门部向外呈楔形或扇形扩大。患者也可表现为大叶性肺炎。其他器官也可能受到影响，引起心内膜炎、心肌炎、肝炎、关节炎、结膜炎、脑炎等。

早期诊断并得到适当治疗，鹦鹉热的死亡率将小于1%。衣原体对喹诺酮类、四环素类和大环内酯类等抗生素敏感。首选药物是金霉素（又称氯四环素）和多西环素，但这些抗生素不具有杀菌作用，因此需要长期持续使用才能将病原体从体内清除。如使用青霉素G治疗感染可能使细菌进入持续状态，从而导致慢性感染和抗生素治疗失效。儿童和孕妇感染者禁忌使用四环素治疗。目前还没有针对禽衣原体病和人类感染的疫苗，因此需要采取一些防御措施以减少人类的发病率，如在处理宠物鸟或家禽时佩戴适当的个人防护装备。

四、鹦鹉热衣原体与肿瘤

研究发现，15%~20%的人类癌症是由感染性疾病引起的，最常见的是乙型肝炎病毒、丙型肝炎病毒、EB病毒和人乳头瘤病毒等。细菌致癌的作用长期被忽视，即使流行病学数据已经证明某些细菌感染与特定癌症之间存在联系，也常被认为是由感染相关的炎症反应引起的，因为炎症微环境是大多数癌症的基本组成部分。其实，许多细菌在感染周期的不同阶段直接操纵宿主细胞，诱导可能有助于癌症发展的变化。有的细菌蛋白可引起宿主细胞DNA损伤，可能干扰参与宿主细胞增殖、凋亡、分化和免疫逃逸的必要信号通路。有的细菌产物可以通过酶作用损伤宿主细胞 DNA，也可以通过引发产生自由基的炎症反应损伤 DNA，甚至影响 DNA 修复机制。一些细菌信号分子（也被称为群体感应肽）可促进癌细胞侵袭、血管生成和转移性扩散。

研究发现，鹦鹉热衣原体与眼附件边缘区淋巴瘤（OAL）的发生有很强的相关性。OAL 患者中鹦鹉热衣原体感染率约为 20%，且多为既往持续感染。OAL 患者的结膜拭子和外周血中获得的鹦鹉热衣原体的原体具有活性和传染性。使用抗生素治疗根除鹦鹉热衣原体后通常会出现淋巴瘤消退，而未根除鹦鹉热衣原体的患者预后明显较差。鹦鹉热衣原体显示出潜在的致癌和免疫调节特性，能够诱导体内多克隆细胞增殖，并抑制细胞凋亡，这是其细胞内生存策略的一部分。除鹦鹉热衣原体外，还有多种细菌和肿瘤具有相关性。表10-1 列出了与非霍奇金淋巴瘤相关的细菌的因果关系标准。

表 10-1   与非霍奇金淋巴瘤相关的细菌的因果关系标准

Melenotte 因果标准	传染性病原体					
	幽门螺杆菌	鹦鹉热衣原体	伯氏疏螺旋体	空肠弯曲菌	贝纳柯克斯体	木糖氧化无色杆菌
流行病学关联	△	△	△		△	
一致性	△	△	△	△		
暂时性	△		△		△	△
解剖毗邻	△	△	△		△	△
淋巴瘤微环境中的细菌检测	△	△	△	△	△	△
体外 B 细胞转化	△				△	
动物模型体内转化	△					
根除细菌后淋巴瘤消退	△	△	△	△		

注：根据 Melenotte 等人推荐的标准提供的致病关系证据，他们最近提出了对 WHO 国际癌症研究机构用于建立感染和癌症之间因果关系原则的修订。△ 表示存在关系。
资料来源：VANNATA B, PIROSA M C, BERTONI F, et al. Bacterial infection - driven lymphomagenesis[J]. Curr Opin Oncol, 2022, 34(5): 454-463.

参考文献

［1］ RAVICHANDRAN K，ANBAZHAGAN S，KARTHIK K，et al. A comprehensive review on avian chlamydiosis：a neglected zoonotic disease［J］. Trop Anim Health Prod，2021，53（4）：414.

［2］ BANHART S，SCHÄFER E K，GENSCH J M，et al. Sphingolipid Metabolism and Transport in Chlamydia trachomatis and Chlamydia psittaci Infections［J］. Front Cell Dev Biol，2019，7：223.

［3］ NIEUWENHUIZEN A A，DIJKSTRA F，NOTERMANS D W，et al. Laboratory methods for case finding in human psittacosis outbreaks：a systematic review［J］. BMC Infect Dis，2018，18（1）：442.

［4］ VANNATA B，PIROSA M C，BERTONI F，et al. Bacterial infection – driven lymphomagenesis［J］. Curr Opin Oncol，2022，34（5）：454 – 463.

［5］ CHEONG H C，LEE C Y Q，CHEOK Y Y，et al. Chlamydiaceae：Diseases in Primary Hosts and Zoonosis［J］. Microorganisms，2019，7（5）：146.

第十一章 "问题热"，还是"可疑热"？

——谈贝纳柯克斯体

一、有趣的名字

有一种传染病叫 Q 热。这个 Q 代表什么呢？是 question(问题)，还是 query(可疑)？让我们先来看一看这种传染病是怎样被发现的。

1935 年，澳大利亚墨尔本大学的麦克法兰·贝内特博士等正在调查昆士兰屠宰场工人中流行的一种不明原因的疾病。疾病的特征是持续长达 2 周的失能性高热，通常表现为肺部感染和流感样并发症。将发热患者的血液注射到豚鼠体内，豚鼠出现了轻度发热和脾大。这种神秘的疾病最初被称为屠宰场热，由于病因不明后来更名为 Q 热(可疑热)。因此，这个 Q 指的是 query，而非 question。随后，贝内特在注射患者血液的豚鼠的脾脏中鉴定出立克次体样病原体。与此同时，在美国落基山实验室的赫勒尔德·柯克斯博士等正试图从蒙大拿比特鲁特山谷九英里地区的蜱中分离落基山斑点热的病原体——立氏立克次体。他们在研究中也发现了一种能够诱导豚鼠发热、但又不同于立氏立克次体的新病原体。柯克斯用鸡胚培育出了这种病原体。后来研究证实了贝内特在昆士兰发现的病原体与柯克斯在九英里地区发现的病原体是同一种病原体——贝纳柯克斯体，其命名来自上述两位发现者。九英里参考分离株目前仍在研究中使用。

贝纳柯克斯体可感染哺乳动物、鸟类、爬行动物和节肢动物等多种动物，绵羊、山羊、牛是病原体的主要宿主和人类暴发的主要来源。人通过吸入受感染动物的粪便、尿液、牛奶或出生产物(如羊水或受污染的羊毛)产生的贝纳柯克斯体气溶胶而感染,产羔季节与发病率高峰有关(图 11-1)。由于吸入感染剂量<10 个细菌,接触受感染的动物及其产品是感染病原体的重要风险,特别是对农民和兽医而言。贝纳柯克斯体也可通过消化道传播。世界上大多数地方普遍存在 Q 热,每年每 10 万人中约有 50 人发生急性 Q 热,每年每百万人中有 1 人发生慢性 Q 热。

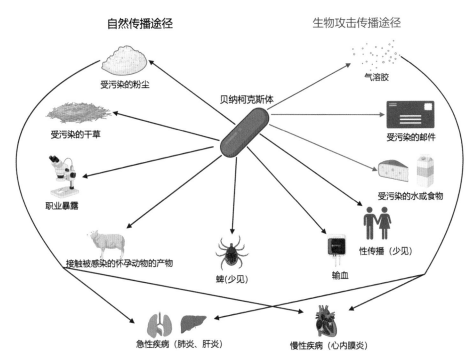

图 11-1 贝纳柯克斯体感染野生动物和家畜,引起全球性的人畜共患病

注:吸入雾化颗粒或摄入病原体会导致人类感染。同样的方式可能被用于生物攻击。疾病表现为急性发热综合征、肺炎或肝炎,也可持续发展成为慢性疾病,如心内膜炎。

改自:MADARIAGA M G, REZAI K, TRENHOLME G M, et al. Q fever: a biological weapon in your backyard[J]. Lancet Infect Dis, 2003, 3(11): 709-721. 西安交通大学医学部博士生黎欣宇绘图。

二、多样的形态

贝纳柯克斯体的大小为 0.3～1.0μm，呈短杆状或球杆状。每个分离株含有 1 条染色体，基因组大小为 (1.9～2.2)×10^6bp。除染色体外，所有分离株都含有质粒序列，大多数为 (3.7～5.5)×10^4bp 的大质粒，少数分离株的质粒基因嵌入染色体。贝纳柯克斯体可以在实验室中培养，5～7 日龄的鸡胚卵黄囊是很好的培养基，35℃孵育 10～12 天后可以看到大量的贝纳柯克斯体。也可以在人胚胎成纤维细胞、蚊子细胞和绿猴肾细胞中培养。培养过程中，柯克斯体具有基于脂多糖组成变化的抗原相变异现象。毒性 Ⅰ 期从自然感染中分离而来，经多次传代后可获得无毒 Ⅱ 期（图 11－2A），类似于肠杆菌科脂多糖的平滑到粗糙的转变。脂多糖是毒力的决定因素。通过电子显微镜观察发现，该菌有两种形态形式——大和小。这种形态差异不同于上述抗原相变异现象。大细胞和小细胞变体表现出不同的密度和不同的抗原，两种形态形式的存在可以解释贝纳柯克斯体对化学试剂（包括消毒剂）的极高抗性（图 11－2B、C）。贝纳柯克斯体对理化因素的抵抗力比大多数非芽孢菌强，对干燥的抵抗力也很强，在羊毛中可存活 7～10 个月，在感染动物和蜱的排泄物与分泌物中可存活数年，在 30W 紫外线灯 75cm 处可存活 1 小时，0.4% 甲醛（1% 福尔马林溶液）48 小时才能将其灭活。与衣原体、立克次体或无形体等其他胞内菌相比，贝纳柯克斯体具有更多参与代谢过程的基因。在脊椎动物中，贝纳柯克斯体靶向单核细胞/巨噬细胞。

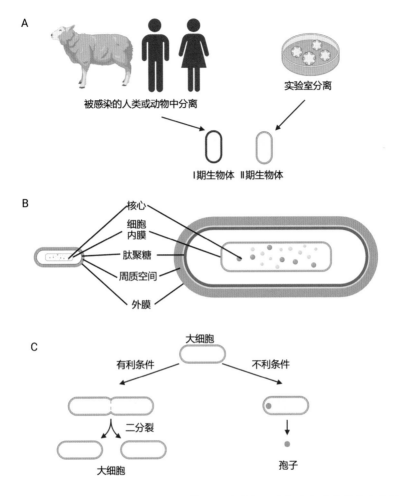

A. 柯克斯体的抗原相变异现象。Ⅰ期生物体是从受感染的动物或人类中分离出来的，Ⅱ期生物体只有在实验室中经过几次培养传代后才能分离出来。这两种形式在电子显微镜下无法区分，仅在血清学反应上有所不同。B. 柯克斯体有大和小两种形态形式。大细胞类似于其他革兰氏阴性细菌，具有一小层肽聚糖和大的周质空间。小细胞更致密，具有多个细胞内膜、多层肽聚糖和较小的周质空间。小细胞通过二分裂产生其他小细胞，最终可能变成大细胞。C. 在有利条件下，大细胞通过二分裂形成新的大细胞；在不利条件下，大细胞可以产生孢子，孢子可能会在环境中存活很长时间。

图 11 - 2 一种有机体，多种形式

改自：MADARIAGA M G，REZAI K，TRENHOLME G M，et al. Q fever：a biological weapon in your backyard[J]. Lancet Infect Dis，2003，3(11)：709 - 721. 西安交通大学医学部博士生黎欣宇绘图。

三、致病性及防治

家畜感染贝纳柯克斯体可出现体重下降、产奶量减少，怀孕和分娩期母畜感染可发生流产和死胎。贝纳柯克斯体以气溶胶形式经呼吸道进入体内使人感染，人类病后有巩固而持久的免疫力。尽管体液和细胞免疫在控制贝纳柯克斯体中均发挥作用，但起主要作用的是细胞免疫。贝纳柯克斯体是一种环境稳定的细菌，具有人类已知的最低细菌感染剂量，少于 10 个就能够引起疾病。Q 热的潜伏期为 14～26 天，平均 15 天。该疾病可能表现为流感样症状、非典型性肺炎或肝炎。自限性流感样症状持续 1～3 周，表现为突然发作、高热、恶心、疲劳、头痛、肌痛、寒战、出汗和畏光，伴有体重减轻。症状经常在 10 天内消失，但全身不适的感觉可能会持续数月。肺炎是急性 Q 热的另一种常见表现（某些地区肝炎更常见），大多数肺炎病例临床症状较轻，表现为非排痰性咳嗽、发热、胸膜炎性胸痛和轻微听诊改变，然而也有一小部分 Q 热肺炎病例迅速发展为严重呼吸窘迫。肝炎则有（或无）临床症状。此外，还有一些非典型急性表现，如脑膜脑炎、吉兰-巴雷综合征、小脑性共济失调、视神经炎或其他脑神经炎等。慢性 Q 热常见，严重的临床表现为心内膜炎，主要特征是间歇性发热、心力衰竭、肝大和脾大。贝纳柯克斯体是临床报道的大多数不可培养、感染性心内膜炎的病原体。Q 热的一种非致命但使人衰弱的并发症是类似于慢性疲劳综合征的疾病，特征是疲劳、肌痛、关节痛、盗汗以及情绪和睡眠模式的变化。如果在怀孕期间感染 Q 热，可导致流产和新生儿死亡，或早产和低出生体重，但也可能是无症状的。儿童 Q 热最常见的表现是发热和肺炎，但也可能存在与成人相似的各种急性和慢性表现（表11-1）。

杀菌治疗是治愈 Q 热所必需的，与急性疾病相比，慢性感染很难治疗。目前常用的治疗方案是多西环素联合羟氯喹，有的治疗时间长达 1.5 年(表 11 - 2)。

表 11 - 1　Q 热的临床表现

种类	疾病及预后	比例
原发感染	无症状	60%
	急性，自限性	约 38%
	急性，住院	2%
	怀孕期间急性疾病	< 0.5%
慢性感染	心内膜炎	78%
	血管疾病	9%
	怀孕后慢性感染	5%
	其他	8%

资料来源：RAOULT D, MARRIE T, MEGE J. Natural history and pathophysiology of Q fever [J]. Lancet Infect Dis, 2005, 5(4)：219 - 226.

表 11 - 2　生物恐怖袭击后 Q 热的治疗方案

分类	推荐治疗	替代治疗	建议
急性 Q 热	四环素 500mg，口服，每 6 小时一次，持续 2 周；或多西环素 100mg，口服或静脉使用，每 12 小时一次，持续 2 周	红霉素 500mg，口服，每 6 小时一次，持续 2 周；或氧氟沙星 200mg，口服，每 8 小时一次，持续 2 周；或培氟沙星 400mg，口服或静脉使用，每 12 小时一次，持续 2 周	不建议将红霉素用于严重病例。皮质类固醇可用于单用抗生素无反应的 Q 热肝炎
慢性 Q 热（如心内膜炎）	多西环素 100mg，口服，每 12 小时一次；加羟氯喹 200mg，口服，每 8 小时一次；持续约 18 个月	多西环素 100mg，口服，每 12 小时一次；加氧氟沙星 200mg，口服，每 8 小时一次；持续约 4 年	需要随访抗体滴度，经常需要瓣膜置换术

注：表中治疗方案仅供参考。具体治疗方案请遵医嘱。

资料来源：MADARIAGA M G, REZAI K, TRENHOLME G M, et al. Q fever：a biological weapon in your backyard[J]. Lancet Infect Dis, 2003, 3(11)：709 - 721.

Q热疫苗 Q - Vax 由灭活的全细胞Ⅰ期贝纳柯克斯体制成，是目前唯一允许市场销售的Q热疫苗，可对贝纳柯克斯体提供终身免疫力，保护效果良好。澳大利亚是目前唯一使用 Q - Vax 的国家。广泛使用 Q - Vax 的最大障碍是在批准接种疫苗之前必须进行预筛查，因为如接种者先前曾暴露于贝纳柯克斯体可引起严重的局部和全身反应。预筛查过程包括皮肤和血清学检测，检测呈阳性的个体将不被获准接种疫苗。防护面罩可阻止贝纳柯克斯体气溶胶对人体的感染。牛奶、羊奶经煮沸或巴氏消毒可灭活贝纳柯克斯体。对于家畜而言，接种疫苗是降低流产率和细菌传播的有效策略，两种兽用疫苗已上市。第一种是基于羊流产衣原体和Ⅱ期贝纳柯克斯体开发的灭活二价疫苗，用于绵羊和山羊的免疫。第二种是灭活的非佐剂Ⅰ期贝纳柯克斯体抗原九英里菌株疫苗，用于山羊和牛的免疫。

四、谨防生物战

贝纳柯克斯体由于宿主范围广泛且多样、低感染剂量性和环境稳定性，被归类为潜在的生物恐怖病原体。同时，也有多起实验室感染Q热的报道。1950—1965 年，在美国马里兰州德特里克堡的美国陆军生物实验室，细菌学家、病毒学家和气溶胶测试装置操作员中有 50 例 Q 热病例发生，其中只有 5 例由已知实验室事故引起，其他病例发生在未发生事故或没有已知接触史的工作人员中。这也说明了贝纳柯克斯体的气溶胶稳定性和低呼吸道感染剂量，以及其作为生物武器的潜力。据推测，在人口稠密的地区释放雾化形式的贝纳柯克斯体会导致类似于自然发生的疾病突然发作(图 11 - 3)。疫情将在病原体释放后 14 ~ 26 天开始。患者会出现高热、身体疼痛和严重头痛。大多数患者都有肺炎的放射学证据，咳嗽可能轻微，以干咳为主。一些患者也可能表现出肝炎的症状。暴发初期在临床上很难与自然发生的流感暴发，或与其他病毒或支原体导致的非典型性肺炎区分。在疾病的初始阶段,需考虑与其他可能导致流感样症状的生物恐怖制剂区分,例如鼠疫、炭疽或土拉菌病。炭疽可通过疾病早期出现恶心和呕吐、宽纵隔的影像学表现,以及胸腔积液、细菌培养阳性和暴发性病程来识别。鼠疫会有更明显的咳嗽,伴有血性、水样或不太常见的脓性痰,并会迅速进展为呼吸功能不全和脓毒血症。土拉菌病菌血症可能以鼻炎、咽喉疼痛和胸痛为特征性症状。在 A 类生物武器中,Q 热与土拉菌病最类似,特别是在轻度病例中。在最初的鉴别诊断中也需考虑与类鼻疽和布鲁氏菌病的区别,因为这两者也都表现为发热、头痛和肌痛。

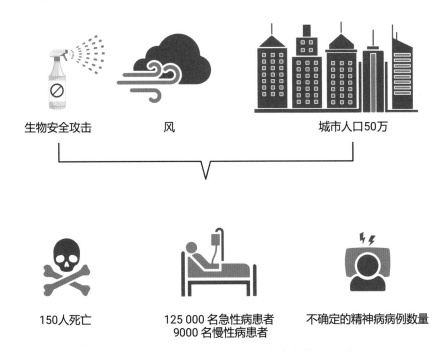

图 11-3 贝纳柯克斯体释放可能造成的严重后果

注:50kg 贝纳柯克斯体沿着 50 万人口逆风方向 2km 的路线释放,该病原体将到达相隔 20km 以上的地区,造成约 150 人死亡,125 000 人丧失行为能力,9000 人患上慢性病,以及不确定数量的人患上急性和慢性精神疾病。

改自:MADARIAGA M G, REZAI K, TRENHOLME G M, et al. Q fever: a biological weapon in your backyard[J]. Lancet Infect Dis, 2003, 3(11): 709-721. 西安交通大学医学部博士生黎欣宇绘图。

参考文献

[1] CELINA S S, CERNÝ J. Coxiella burnetii in ticks, livestock, pets and wildlife: A mini – review[J]. Front Vet Sci, 2022, 9: 1068129.

[2] DRAGAN A L, VOTH D E. Coxiella burnetii: international pathogen of mystery [J]. Microbes Infect, 2020, 22(3): 100 – 110.

[3] RAOULT D, MARRIE T, MEGE J. Natural history and pathophysiology of Q fever[J]. Lancet Infect Dis, 2005, 5(4): 219 – 226.

[4] MADARIAGA M G, REZAI K, TRENHOLME G M, et al. Q fever: a biological weapon in your backyard[J]. Lancet Infect Dis, 2003, 3(11): 709 – 721.

[5] JOHNSON J E, KADULL P J. Laboratory – acquired Q fever: a report of fifty cases[J]. Am J Med, 1966, 41: 391 – 403.

[6] 张雪晗, 刘慧婷, 王玉, 等. 慢性 Q 热 12 例临床特征分析[J]. 中华全科医师杂志, 2023, 22(10): 1062 – 1067.

第十二章 "虎烈拉"

——谈霍乱弧菌

一、霍乱的七次大流行

霍乱曾称"虎烈拉"或"霍烈拉",因传播快速、死亡率高、流行起来势如猛虎而得名。当然,也有人认为"虎烈拉"或"霍烈拉"是霍乱英文的音译。

霍乱弧菌是霍乱的病原体。1854 年,帕西尼在显微镜下观察并初步鉴定出霍乱弧菌。同年,英国伦敦暴发霍乱,英国医生约翰·斯诺提出了霍乱通过水传播的证据,为现代传染病学、流行病学奠定了基础。1883 年,罗伯特·科赫从埃及的患者身上分离并纯培养出霍乱弧菌。霍乱弧菌自然存在于海洋环境中,在人类宿主体内也可生存。在水生环境中,霍乱弧菌利用甲壳类动物的甲壳素作为碳和氮的主要来源。在人类中,霍乱弧菌利用肠道营养物质进行定植和增殖。根据脂多糖的结构,该菌被分为 200 多个血清群,其中 O1 群和 O139 群与霍乱流行有关。根据表型和遗传差异,O1 群霍乱弧菌可分为两种生物型:古典生物型和埃尔托生物型(因在埃及西奈半岛埃尔托检疫站首次分离出而命名)。古典生物型不溶解羊红细胞、不凝集鸡红细胞、对多黏菌素 B 敏感、可被第 IV 群噬菌体裂解,而埃尔托生物型的上述试验则完全相反。近年来流行的霍乱弧菌为修饰埃尔托生物型。

与霍乱临床表现一致的疾病的描述可以追溯到古代,特别是在孟加拉湾地区,公元前 500—前 400 年的古梵文医学文献中就有相关记录。19 世纪和 20 世纪，霍乱在世界范围内传播了 7 次，称为霍乱大流行。第一次开始于 1817 年，随后的大流行分别开始于 1829 年、1852 年、1863 年、1881 年、1889 年和 1961 年，最后一次流行持续到现在。霍乱弧菌 O1 群古典生物型是前 6 次大流行的假定病原体或确定病原体，而 O1 群埃尔托生物型是第 7 次大流行的主要病原体。2004 年，在亚洲和非洲分离出一种新的生物型，称为修饰埃尔托生物型。第 7 次大流行起始于印度尼西亚苏拉威西岛，在 20 世纪 60 年代传播到亚洲大部分地区；到 70 年代，它影响了非洲、苏联部分地区、中东和南欧；至 90 年代初，在南美洲和中美洲出现了多个国家暴发疫情；近年来在海地和也门暴发的疫情也包括在此次大流行中。霍乱在全球传播的主要枢纽是孟加拉湾。霍乱历来在印度次大陆(如印度、孟加拉国、巴基斯坦和尼泊尔)及印度尼西亚、越南、泰国、伊拉克等地流行，目前在非洲(如南非、莫桑比克、博茨瓦纳、赞比亚、塞拉利昂等)、南美洲(巴西、秘鲁、智利、哥伦比亚和厄瓜多尔)和加勒比地区(海地、古巴和多米尼加)也开始流行。自 2006 年以来，52 个发展中国家报告了越来越多的霍乱病例。WHO 估计，全球每年有 140 万~400 万例霍乱病例，其中 2.1 万~14.3 万例死亡。WHO 全球霍乱控制工作组(GTFCC)建议通过保障安全饮用水、改善卫生设施条件和提供口服霍乱疫苗避免霍乱传播。GTFCC 发起了一项名为"结束霍乱：2030 年全球路线图"的倡议，目标是到 2030 年在 47 个霍乱流行国家将霍乱死亡人数减少 90%，并在至少 20 个国家消除流行。

二、致病性及临床表现

霍乱弧菌菌体大小为$(0.5\sim0.8)\,\mu m \times (1.5\sim3)\,\mu m$，是一种革兰氏阴性、逗号状的细菌，有菌毛，无芽孢，在菌体一端有一根单鞭毛，运动活泼。取患者粪便样本做悬滴观察，可见细菌呈穿梭样或流星状运动。该菌耐碱不耐酸，在酸碱值(pH)8.8～9.0 的碱性蛋白胨水中生长良好，因其他细菌在此 pH 中不易生长，故初次分离霍乱弧菌常用碱性蛋白胨水；对热和一般消毒剂敏感，但在河水、井水及海水中可存活 1～3 周。霍乱弧菌释放一种不耐热外毒素，称为霍乱毒素(CT)，它黏附在小肠黏膜上。CT 由两种亚基〔1个 A 亚基(CTA)和 5 个 B 亚基(CTB)〕组成。B 亚基固定在真核细胞上，而 A 亚基转移到细胞内，这有助于增加环腺苷酸，导致分泌性腹泻和严重脱水。CT 编码基因由霍乱毒素噬菌体携带。

霍乱弧菌在 30℃、盐度 15%、pH 8.5 的水中生长旺盛，可存在于死水或海洋环境中。摄入受污染的水或食物是感染的主要来源。人畜粪便中的霍乱弧菌在释放到环境后 24 小时内具有高传染性。霍乱的潜伏期为 12 小时至 5 天。感染可能是无症状、轻度、中度或严重的，约 1/5 的感染者表现出临床症状。霍乱患者的腹泻通常是无痛的。米泔水样便是霍乱患者特有的症状，粪便是淀粉的颜色，像含有生米或洗过米的水，并带有鱼腥味。患者可因腹泻和呕吐出现严重脱水症状，如眼凹陷、流泪、口干、口渴、脉搏加快、嗜睡、皮肤发冷、皮肤失去弹性或手脚皮肤皱巴等。由于换气过度和酸中毒(粪便中失去碳酸氢盐)引起的深度与快速呼吸是严重霍乱的显著特征，如不及时治疗，可导致低血容量、肾衰竭、休克、败血症，甚至在几小时内死亡，称为重度霍乱。电解质紊乱是霍乱的常见并发症，包括低钠血症或高钠血症、低钙血症和低钾血症。急性疾病期间食物摄入的减少可能导致低血糖，这是一种致命的并发症，多发于儿童。但若及时给患者补充液体及电解质，死亡率可小于 1%。霍乱在我国为甲类法定传染病。

三、霍乱的防治

严重霍乱可在腹泻和呕吐发作后迅速导致低血容量性休克，但通过适当的口服药物和静脉输液治疗可将病死率从 50% 以上降低到 1% 以下，因此早期诊断和快速处理脱水对于治疗至关重要。大多数霍乱病例的脱水通常为轻度至中度，口服补液盐（ORS）很容易控制病情。目前，WHO 和联合国儿童基金会推荐低渗透性 ORS，配方为 1000ml 无菌水中含有钠、氯化物、钾、柠檬酸盐和葡萄糖。ORS 也可以在家里准备，将 6 茶匙糖和 1/2 茶匙盐混合在 1000ml 无菌水中即可。许多国家开始采用低渗透性 ORS 加锌补充来治疗霍乱。锌可降低腹泻严重程度，还能使肠上皮细胞再生，增加酶的分泌以及水和电解质的吸收。6 个月至 5 岁的儿童还可补充维生素 A，营养不良的儿童还需补充高能量饮食，以防止低血糖、低钠血症和低钾血症。如口服补液疗法不能改善患者病情，可采用静脉输液治疗。严重霍乱患者应一直躺在霍乱床（床上有洞，床下有桶）上，以持续监测液体流失情况，补充相应的液体量。当患者能够饮水时，可再次启动口服补液疗法。WHO 建议不分年龄的严重霍乱患者和需要住院治疗的患者使用抗生素。抗生素可缩短感染性腹泻的时间（从 5 天缩短到 1 ~ 2 天），常用抗生素为四环素、氟喹诺酮类、多西环素、环丙沙星、磺胺甲噁唑 – 甲氧苄啶、红霉素和阿奇霉素等，选择取决于药物敏感试验。在大多数国家，多西环素被推荐作为一线治疗药物，如耐药则以阿奇霉素和环丙沙星替代。益生菌可用于临床治疗霍乱。肠道中几种细菌可抑制霍乱感染，如瘤胃球菌、鼠李糖乳杆菌菌株 GG 及长双歧杆菌等。噬菌体疗法是治疗霍乱的一种新方法，尤其是对于耐多药霍乱弧菌的治疗。霍乱疫苗包括两类：①携带重组霍乱毒素 B 亚单位的、全细胞灭活单价霍乱弧菌 O1 群疫苗；②不携带霍乱毒素 B 亚单位的、全细胞灭活改良二价霍乱弧菌 O1 群和 O139 群疫苗。

参考文献

[1]　呼延云. 当年"虎烈拉"为何肆虐北平[EB/OL]. [2021 – 10 – 13]. https：//

baijiahao. baidu. com/s? id = 1713486222267385415&wfr = spider&for = pc.

[2] BAKER - AUSTIN C, OLIVER J D, ALAM M, et al. Vibrio spp infections[J]. Nat Rev Dis Primers, 2018, 4(1): 8.

[3] KANUNGO S, AZMAN A S, RAMAMURTHY T, et al. Cholera[J]. Lancet, 2022, 399(10333): 1429 - 1440.

[4] Cholera[EB/OL]. [2023 - 12 - 11]. https: //www. who. int/news - room/fact - sheets/detail/cholera.

[5] Recommendations for the Use of Antibiotics for the Treatment of Cholera[EB/OL]. [2022 - 06 - 01]. https: //www. cdc. gov/cholera/treatment/antibiotic - treatment. html.

[6] CHOWDHURY F, ROSS A G, ISLAM M T, et al. Diagnosis, Management, and Future Control of Cholera [J]. Clin Microbiol Rev, 2022, 35 (3): e0021121.

第十三章 医院有种细菌叫"玛莎"

——谈耐药金黄色葡萄球菌

一、初识"玛莎"

耐甲氧西林金黄色葡萄球菌（MRSA）常根据其英文缩略语音译为"玛莎"。借用一首曾经流行的歌曲《小芳》的歌词模式，来描述一下它，那就是："医院有种细菌叫'玛莎'，长得球形革兰氏阳性；SCCmec能耐药，发炎化脓难治疗；名字听着挺温和，流行起来了不得。"

金黄色葡萄球菌是一种革兰氏阳性、非运动的球状菌，由奥格斯顿在1880年从患者腿部脓肿的脓液中首次发现，罗森巴赫不久后分离出菌株。葡萄球菌属包括52个种和28个亚种，其中金黄色葡萄球菌最具临床相关性。金黄色葡萄球菌很好地适应了其人类宿主和医疗保健环境。它是常见的正常菌群，存在于20%~40%普通人群鼻黏膜共生微生物群中。但当皮肤和黏膜屏障被破坏时，如慢性皮肤病、外伤或手术伤口等，金黄色葡萄球菌可以进入皮下组织或血液并引起感染，成为心内膜炎、菌血症、骨髓炎以及皮肤和软组织感染的主要病原体。使用侵入性医疗设备（如外周和中心静脉导管）或免疫系统受损的人也易受金黄色葡萄球菌感染。与此同时，金黄色葡萄球菌也成为院内感染的主要病原体。MRSA自20世纪60年代出现以来在全球传播，并成为医院和社区环境中细菌感染的主要病原体。MRSA具有对几乎所有抗生素产生耐药性的显著能力，这种能力主要通过从其他细菌的基因转移获得。MRSA含有葡萄球菌染色体盒 mec(SCCmec)，是一种可移动的 DNA，可以直接转移到其他葡萄球菌并插入染色体中。SCCmec 包含 4 类(A 到 D)，其中 SCCmec A 编码的青霉素结合蛋白－2 可使青霉素类药物(如甲氧西林)结合受损引起耐药。

MRSA 感染的临床表现从鼻黏膜无症状定植到轻度皮肤和软组织感染，再到高死亡率、暴发性、侵袭性疾病不等。尽管 MRSA 感染在全球范围内发生，但没有单一的大流行菌株。相反，MRSA 倾向于发生在感染浪潮中，其特征通常是主要菌株的连续出现。最近出现的 MRSA 菌株包括北美和欧洲的卫生保健机构相关 MRSA CC30、北美的社区相关 MRSA USA300，以及澳大利亚的牲畜相关 MRSA(包括 ST398 和 ST93)。儿童、新兵、宠物主人、畜牧业从业人员、囚犯、城市中公共服务不足地区的人员、既往感染过 MRSA 者、人类免疫缺陷病毒感染者或囊性纤维化患者，以及经常前往卫生保健机构者感染 MRSA 的风险较高。几乎任何与皮肤接触的物品都可作为 MRSA 传播中的污染物，如医疗人员工作服、领带、钢笔、手机等。MRSA 也可能在家庭环境中持续存在并很难清除。

二、再看"玛莎"

金黄色葡萄球菌简称金葡菌，直径约 $1\mu m$，呈葡萄串状排列，无芽孢，无鞭毛，可形成 L 型(无细胞壁型)，需氧或兼性厌氧。致病性葡萄球菌菌落呈金黄色，于血琼脂平板上生长后，在菌落周围可见完全透明的溶血环(β 溶血)。90% 以上金葡菌细胞壁表面存在葡萄球菌 A 蛋白(SPA)。SPA 能与人及多种哺乳动物的免疫球蛋白 G(IgG)Fc 段非特异性结合，结合后的 IgG 分子 Fab 段仍能与抗原特异性结合。利用此原理建立的协同凝集试验可用于多种微生物抗原检测。在体内，SPA 与 IgG 结合后所形成的复合物具有抗吞噬、促细胞分裂、引起超敏反应、损伤血小板等多种活性。金葡菌的致病物质除了 SPA 以外，还包括：①酶类，如凝固酶、纤维蛋白溶酶、耐热核酸酶、透明质酸酶、脂酶等；②毒素类，如细胞溶素（α、β、γ、δ）、杀白细胞素、表皮剥脱毒素、毒性休克综合征毒素 – 1、肠毒素等；③细菌表面结构蛋白，如黏附素、肽聚糖等。葡萄球菌所致侵袭性疾病是以脓肿形成为主的各种化脓性炎症，一般发生在皮肤组织，也可发生于深部组织器官，甚至波及全身，包括：①皮肤化脓性感染，如毛囊炎、疖、痈、伤口化脓及脓肿等；也可侵入呼吸道或血流引起感染，常见临床表现为脓液金黄而黏稠，病灶界限清楚、多为局限性。②各种器官的化脓性感染，如气管炎、肺炎、脓胸、中耳炎、骨髓炎等。③全身感染，若皮肤原发化脓灶受到外力挤压或机体抵抗力下降，则会引起败血症、脓毒血症等。有些青少年面部长了痤疮或疖子，喜欢用手挤压、抠破，就容易发生葡萄球菌引发的感染。金葡菌也可能引发毒素性疾病，包括食物中毒、烫伤样皮肤综合征、毒性休克综合征等。

　　MRSA 的抗生素治疗因临床适应证而异，见表 13 – 1。

表 13 – 1　对 MRSA 有效的抗生素简述

抗生素	适应证	标签外使用	备注
万古霉素	菌血症、肺炎、骨关节感染、ABSSSI		
克林霉素		ABSSSI、骨髓炎、肺炎	
达托霉素	菌血症、ABSSSI	骨髓炎	达托霉素可被肺表面活性物质灭活，因此禁用于肺炎的治疗，可能导致肌酸激酶升高
利奈唑胺	肺炎、ABSSSI	导管相关性 MRSA 感染、菌血症	长期使用可导致骨髓抑制和神经毒性

续表

抗生素	适应证	标签外使用	备注
泰地唑胺	ABSSSI		与利奈唑胺相比，血小板减少症和胃肠道副作用的发生率更低
磺胺甲噁唑－甲氧苄啶		无并发症的ABSSSI、骨髓炎	
头孢洛林	肺炎（仅适用于社区获得性肺炎，不适用于 MRSA 肺炎）、ABSSSI	菌血症和心内膜炎的挽救治疗	头孢洛林与其他头孢菌素类药物具有相似的副作用
头孢吡普		肺炎和复杂的ABSSSI	在美国未获得使用许可
特拉万星	肺炎、ABSSSI	菌血症	可导致临床上更显著的肌酐升高，菌血症试验已被终止
达巴万星	ABSSSI	导管相关感染	每周一次给药，菌血症试验已被终止
奥利万星	ABSSSI		每周一次给药
德拉沙星	ABSSSI		耐受良好
奎奴普丁与达福普汀	ABSSSI	肺炎	需要静脉导管给药，输液部位反应及不良反应发生率高
替加环素	肺炎、ABSSSI	菌血症	仅在没有替代治疗方案时使用
奥玛环素	ABSSSI		
艾拉普林		ABSSSI、肺炎	

注：ABSSSI, acute bacterial skin and skin structure infection, 急性细菌性皮肤和皮肤结构感染。

资料来源：TURNER N A, SHARMA - KUINKEL B K, MASKARINEC S A, et al. Methicillin - resistant Staphylococcus aureus: an overview of basic and clinical research[J]. Nat Rev Microbiol, 2019, 17(4): 203 - 218.

三、耐药是个大问题

抗微生物药物耐药性(AMR)是全球人类健康面临的重大威胁。2022 年 2 月,国际知名医学期刊《柳叶刀》对 AMR 的全球负担进行了全面评估,分析了 204 个国家和地区有关 23 种病原体和 88 种病原体 – 药物组合因细菌耐药而导致的死亡和伤残调整生命年的数据变化。报告从系统性文献综述、医院系统、监测系统和其他来源获得数据,涵盖 4.71 亿份个体记录或分离株,以及 7585 个年度研究地点。结果发现,2019 年,与细菌耐药相关的死亡人数估计为 495 万,其中 127 万例死亡由细菌耐药直接导致。就地域而言,耐药性导致的全年龄死亡率在撒哈拉以南非洲西部最高,为每 10 万人中有 27.3 人死亡;在大洋洲最低,为每 10 万人中有 6.5 人死亡。下呼吸道感染导致 150 多万例与耐药性有关的死亡,使其成为最具负担的传染病综合征。与耐药死亡相关的 6 种主要病原体,包括大肠杆菌、金黄色葡萄球菌、肺炎克雷伯菌、肺炎链球菌、鲍曼不动杆菌、铜绿假单胞菌导致了 92.9 万例死亡,并与 357 万例耐药死亡相关。一种病原体 – 药物组合(MRSA)导致多于 10 万人死于细菌耐药,耐多药不包括广泛耐药结核分枝杆菌、耐第三代头孢菌素大肠杆菌、耐碳青霉烯鲍曼不动杆菌、耐氟喹诺酮大肠杆菌、耐碳青霉烯肺炎克雷伯菌、耐第三代头孢菌素肺炎克雷伯菌等其他 6 种组合,每种导致 5 万 ~ 10 万例耐药相关死亡。

参考文献

[1] LEE A S, DE LENCASTRE H, GARAU J, et al. Methicillin – resistant Staphylococcus aureus[J]. Nat Rev Dis Primers, 2018, 4: 18033.

[2] TURNER N A, SHARMA – KUINKEL B K, MASKARINEC S A, et al. Methi-

cillin – resistant Staphylococcus aureus：an overview of basic and clinical research
［J］. Nat Rev Microbiol，2019，17（4）：203 – 218.

［3］ Antimicrobial Resistance Collaborators. Global burden of bacterial antimicrobial re-
sistance in 2019：a systematic analysis［J］. Lancet，2022，399（10325）：629 –
655.

［4］ CHALMERS S J，WYLAM M E. Methicillin – Resistant Staphylococcus aureus In-
fection and Treatment Options［J］. Methods Mol Biol，2020，2069：229 – 251.

第十四章　古老的疾病，新出现的难题

——谈耐药结核分枝杆菌

一、耐药结核流行形势

结核病（TB）是一种古老的疾病，是由结核分枝杆菌（MTB）引起的。由于结核病治疗药物利福平和异烟肼的使用，以及预防疫苗卡介苗的接种，曾经有一段时间结核病的发病率很低。但是，近年来受到卡介苗保护性下降、艾滋病在全世界范围内流行，以及耐药结核分枝杆菌出现等因素影响，结核病"死灰复燃"，耐药结核病成为许多国家面对的重要公共卫生问题。在过去10余年中，耐利福平和异烟肼〔称为多药耐药（MDR）〕结核分枝杆菌的感染者持续增加。在全球范围内，4.6%的结核病患者为 MDR；在哈萨克斯坦、吉尔吉斯斯坦、摩尔多瓦和乌克兰等地区，则超过25%。MDR 结核病患者的治疗周期较长，为 9～24 个月，治疗效果也不如药物敏感患者。根据基因型和表型药物敏感试验，使用新型药物（如贝达喹啉）或再利用药物（如美罗培南）进行个体化治疗，可有效改善 MDR 的治疗效果。但是，对氟喹诺酮类药物和二线注射药物（如阿米卡星、卷曲霉素和卡那霉素）耐药〔称为广泛耐药（XDR）〕的结核病也已出现，需要高度关注。

当结核分枝杆菌被患者的咳嗽雾化并被吸入新宿主的肺泡时，就会发生结核病传播。在某些情况下，家庭和单位内的传播率最高，但从学校到工厂再到公共交通工具，几乎任何环境中的疫情都很常见。增加结核病感染风险的因素包括贫困和过度拥挤、营养不良、酒精滥用、人类免疫缺陷病毒感染、硅沉着病、需要透析的慢性肾衰竭、糖尿病、吸烟和免疫抑制治疗。2020 年全球估计有 1000 万人患上结核病，150 万人死于结核病。自 1994 年以来，由 WHO 组织的"全球抗结核耐药性监测项目"成为评估国家、区域和全球抗结核耐药性形势的良好平台（表 14 - 1）。

表 14 - 1 2021 年耐药结核病主要流行病学指标

指标	数量/比例
2019 年全球利福平耐药结核病估计病例	500 000（95% CI：400 000 ~ 535 000）
利福平耐药结核占新发结核病例的比例	3.3%
利福平耐药结核占再治疗结核病例的比例	17.7%
涂片阳性新发肺结核利福平耐药率	69%
多药耐药/利福平耐药病例对氟喹诺酮类耐药	78 000
实验室确认的多药耐药/利福平耐药病例	158 000
多药耐药/利福平耐药病例开始治疗	150 000
实验室确认的前广泛耐药结核/广泛耐药结核病例	26 000
前广泛耐药结核/广泛耐药结核病例开始治疗	22 000
多药耐药结核病的全球成功治疗率	59%

资料来源：GÜNTHER G，RUSWA N，KELLER P M. Drug - resistant tuberculosis：advances in diagnosis and management[J]. Curr Opin Pulm Med，2022，28（3）：211 - 217.

二、病原学特性及临床表现

结核分枝杆菌细长略弯曲，大小为（1 ~ 4）μm × 0.4μm，呈单个或分枝状排列，无鞭毛，无芽孢，常用齐 - 内抗酸染色呈红色，为专性需氧菌，对营养要求高，生长缓慢。菌落干燥、坚硬，表面呈颗粒状，乳酪色或黄色，形似菜花。该菌无内毒素，也不产生外毒素和侵袭性酶类，其致病作用主要靠菌体成分，特别是细胞壁中所含的大量脂质，包括磷脂、脂肪酸和蜡质 D。菌体内含有多种蛋白质，其中重要的是结核菌素。结核菌素与蜡质 D 结合，能引起较强的迟发型超敏反应。结核分枝杆菌在干燥痰或尘埃中可存活较长时间。

结核分枝杆菌感染在不同宿主中存在不同的结局，以肺结核为例可以概括为 4 种情况：①90% 的感染个体通过先天或适应性免疫功能可完全清除入侵的细菌。②携带结核分枝杆菌的受感染细胞迁移到引流淋巴结，可能伴有小的实质病变或浸润，这些病变或浸润在 X 线胸片上不可见，但在胸部计算机体层成像（CT）上可见。③感染进展，但仅限于感染肺下叶。疾病很轻微，个体有不同的症状或无症状，称为亚临床疾病。④肺部后段、顶端及下叶出现广泛的实变性疾病。结核病的临床表现千变万化，因为任何器官都可能受累，发热、盗汗和体重减轻等典型症状伴有受累器官的症状是结核病的重要线索。

根据感染部位可将结核病分为肺部感染和肺外感染，其中肺部感染最常见。①肺部感染：结核分枝杆菌通过飞沫或尘埃经呼吸道进入肺泡，分为原发感染和继发感染两大类。原发感染是首次感染结核分枝杆菌，多见于儿童。菌体在肺部引起渗出性炎症病灶，称为原发灶。原发灶大多可纤维化和钙化而自愈。极少数免疫力低下者可导致全身粟粒性结核或结核性脑膜炎。继发感染多见于成年人，大多为内源性感染，病灶局限，主要表现为慢性肉芽肿性炎症，形成结核结节，发生纤维化或干酪样坏死。病变常发生在肺尖部位。②肺外感染：部分肺结核患者体内的结核分枝杆菌可经血液、淋巴液扩散侵入肺外组织器官，引起相应的脏器结核，如脑、肾、骨、关节、生殖器官等结核。艾滋病等免疫力低下者可造成全身播散性结核。经消化道感染可引起肠结核、结核性腹膜炎，经破损皮肤感染可导致皮肤结核。抗结核免疫主要是细胞免疫。细菌侵入后被巨噬细胞吸收，在与宿主发生一系列复杂的相互作用后，更多的巨噬细胞被募集到该部位，特异性 T 细胞开始积聚，并形成肉芽肿。随着局部炎症的加重，肉芽肿开始形成一个集中的坏死区域，最终可以液化，为传播提供丰富的传染性生物来源。

三、治疗及预防

对于药物敏感结核病推荐治疗方案为：利福平和异烟肼治疗 6 个月，治疗前 2 个月合并使用吡嗪酰胺和乙胺丁醇。这种疗法非常有效，主要缺点是治疗周期长，直接督导方案有利于提高治疗依从性。多药耐药结核病治疗方案见表 14 - 2。1908 年，卡尔梅特和介朗将牛分枝杆菌培养于含胆汁、甘油、马铃薯的培养基中，历时 13 年经 230 次传代，使其成为对人无致病性而仍保持良好免疫原性的疫苗株，称为卡介苗。广泛接种卡介苗能大大地降低结核病的发病率，我国规定新生儿出生后即接种卡介苗。但卡介苗对成人结核病感染的保护率不高。

表 14 - 2　多药耐药结核病治疗方案的逐步设计

步骤	药物	治疗方案
第一步	贝达喹啉	用于治疗的前 6 个月，一些专家建议使用该药 9 个月或更长时间
第二步	左氧氟沙星或莫西沙星	两种氟喹诺酮类药物的药效基本相当
第三步	利奈唑胺	常与药物不良事件相关，在长期治疗中应密切监测
第四步	氯法齐明和环丝氨酸或特立齐酮	这些药物可能比第五步药物更有效，除非有禁忌证，否则至少其中一种应该是治疗方案的一部分
第五步	吡嗪酰胺*和丙硫异烟胺或乙硫异烟胺†	如果第一到第四步没有使用 4 种或 4 种以上的活性药物，则添加；如果吡嗪酰胺的敏感性得到保证，应先使用吡嗪酰胺，再使用丙硫异烟胺或乙硫异烟胺；丙硫异烟胺或乙硫异烟胺可能不如第四步药物有效；必须排除对吡嗪酰胺或丙硫异烟胺或乙硫异烟胺的耐药性

续表

步骤	药物	治疗方案
第六步	美罗培南、阿莫西林－克拉维酸和阿米卡星	如果第一至第五步没有使用4种或4种以上的活性药物，或者在发生氟喹诺酮类耐药的情况下增加；美罗培南和阿莫西林－克拉维酸较阿米卡星优先使用，耐受性更好；阿莫西林－克拉维酸必须同时给药；阿米卡星仅用于治疗的前6~8个月；应避免使用卷曲霉素和卡那霉素
第七步	德拉马尼、对氨基水杨酸和乙胺丁醇*	如果第一到第六步没有使用4种或4种以上的活性药物，就增加1种或更多

注：药物的选择应以药物敏感试验为指导。药物应逐步添加，直到方案包括至少4种有效（或可能有效）药物和耐受性药物。治疗周期一般为18~20个月，治疗期间应密切监测不良事件。

表中治疗方案仅供参考。具体治疗方案请遵医嘱。

*大多数多药耐药结核分枝杆菌可能对吡嗪酰胺、乙胺丁醇具有耐药性。除非经药物敏感试验证实，否则不要将吡嗪酰胺或乙胺丁醇纳入治疗方案。如药物敏感试验无法进行，则必须假设对吡嗪酰胺有耐药性。

†如果分子药物敏感试验显示 *inhA* 基因启动子发生突变（主要是位置8或15），初始方案中不应包括丙硫异烟胺或乙硫异烟胺。

资料来源：LANGE C, DHEDA K, CHESOV D, et al. Management of drug-resistant tuberculosis[J]. Lancet, 2019, 394(10202): 953-966.

参考文献

[1] LANGE C, DHEDA K, CHESOV D, et al. Management of drug-resistant tuberculosis[J]. Lancet, 2019, 394(10202): 953-966.

[2] DEAN A S, TOSAS AUGUET O, GLAZIOU P, et al. 25 years of surveillance of drug-resistant tuberculosis: achievements, challenges, and way forward[J]. Lancet Infect Dis, 2022, 22(7): e191-e196.

[3] ESPINOSA-PEREIRO J, SÁNCHEZ-MONTALVÁ A, AZNAR M L, et al. MDR Tuberculosis Treatment[J]. Medicina(Kaunas), 2022, 58(2): 188.

[4] WALLIS R S, O'GARRA A, SHER A, et al. Host-directed immunotherapy of

viral and bacterial infections：past，present and future［J］. Nat Rev Immunol，2023，23（2）：121－133.

［5］ World Health Organization. Global tuberculosis report 2020［R］. Geneva：WHO，2020.

［6］ DHEDA K，BARRY C E 3RD，MAARTENS G. Tuberculosis［J］. Lancet，2016，387（10024）：1211－1226.

病毒篇

第十五章 "血"疫

——谈埃博拉病毒

一、追根溯源

1976 年 10 月 29 日，应苏丹民主共和国政府的请求，WHO 派遣了一个小组前往调查该国境内的恩扎拉镇和马里迪镇暴发的出血性疾病疫情。两个镇靠近扎伊尔（今刚果民主共和国）边境。调查发现，首批病例为恩扎拉镇附近一家棉纺厂的 3 名雇员。第一个确认病例（YG）是仓库管理员，他于 1976 年 6 月 27 日发病，表现为严重的发热、头痛和胸痛，在发病第 5 天出现出血症状，鼻腔和口腔大量出血，并伴有带血腹泻。他于 6 月 30 日在恩扎拉住院，7 月 6 日死亡。第二个确认病例（BZ）也是仓库管理员，与 YG 一起工作，于 7 月 12 日住进恩扎拉医院，7 月 14 日死亡。第三个确认病例（PG）在 YG 和 BZ 工作的仓库旁边的布料室工作。PG 于 7 月 18 日前后发病，7 月 24 日住进恩扎拉医院，7 月 27 日死亡。YG 和 BZ 住在偏远农村，与外交往很少。PG 则住在恩扎拉镇中心，住处靠近一个商人（MA）的商店。PG 对外交往活跃，与 MA 和住在 MA 家里的两兄弟萨米尔和萨利赫交往密切。MA 于 8 月 21 日发病，8 月 30 日死亡。两兄弟中的萨米尔于 7 月 26 日发病，8 月 7 日前往马里迪医院就医，8 月 17 日死亡，其间萨利赫一直陪同和照顾。萨利赫于 8 月 18 日返回恩扎拉时开始感到不适，护士（AL）前往探望并给予治疗。萨利赫后来也患病死亡。AL 于 8 月 24 日发病后被送往马里迪医院治疗，于 9 月 3 日死亡。恩扎拉的 48 例病例和 27 例死亡可以与 PG

的原始感染关联，所有这些病例都通过直接、密切接触感染，通常涉及对感染者的护理和照顾。萨米尔在被送往 128km 外的马里迪医院就诊时将该病传入马里迪，而 AL 入住马里迪医院时又给当地带去了新的传播焦点。这家医院是一个放大器，病毒通过它在全城传播。

调查表明，1976 年 6 月至 11 月，共报告 284 例埃博拉出血热，其中恩扎拉 67 人、马里迪 213 人、其他地方 4 人。调查发现此次疫情中，疾病死亡率高（总体为 53%），通常以流感样综合征开始，包括发热、头痛、关节和肌肉疼痛，很快引起腹泻（81%）、呕吐（59%）、胸痛（83%）、喉咙疼痛和干燥（63%）、皮疹（52%）。出血表现是常见的症状（71%），出现在几乎所有的死亡病例及一半的康复病例中。尸检的组织病理学结果显示与急性病毒感染（如马尔堡病毒感染）相似。从患者中分离出 2 株病毒，也检测到相应抗体。

几乎在同一时期，与恩扎拉镇和马里迪镇临近的扎伊尔的本巴地区也发生了类似的疫情，而恩扎拉很可能是本巴地区疫情的传染源。但也有学者持相反意见，认为扎伊尔是疫情的源头。埃博拉病毒也是以流经扎伊尔本巴地区的埃博拉河而命名的。

二、丝状病毒的分类及流行

埃博拉病毒（EBOV）为有包膜的丝状病毒颗粒，基因组为线性、不分节段、单负链核糖核酸（RNA），表达 7 种结构蛋白和几个非结构蛋白。埃博拉病毒是丝状病毒的一种。在人类中共发现 7 种丝状病毒，分为两个属。①埃博拉病毒属：包括埃博拉病毒、本迪布焦病毒、苏丹病毒、塔伊森林病毒和莱斯顿病毒等 5 种病毒，所致疾病称为埃博拉病。②马尔堡病毒属：包括马尔堡病毒和 Ravn 病毒等 2 种病毒，所致疾病称为马尔堡病。

丝状病毒是存在于宿主物种（可能是蝙蝠）中的人畜共患病病原

体，偶尔会外溢到人类和其他哺乳动物中，可能作为末端、中间或扩增宿主。多种蝙蝠物种可携带埃博拉病毒，又因为蝙蝠可能在一些非洲国家被猎杀作为食物，使得病毒外溢风险增加。埃博拉病毒可通过直接接触传播，或通过接触受感染的组织、体液或污染物在人与人之间传播。在血液、血液制品、母乳、唾液、尿液、精液、脑脊液和房水中可检测到感染性病毒颗粒，在羊水、眼泪、皮肤拭子和粪便中可检测到病毒基因。在家中或卫生保健机构照顾埃博拉病患者，或遵循传统的丧葬做法（涉及与死者尸体接触），都会极大增加感染风险。自从 1976 年在苏丹和扎伊尔发现埃博拉病毒以来，至少有 17 起疫情暴发于加蓬、几内亚、刚果共和国、扎伊尔/刚果民主共和国，主要集中在中非国家。2013 年底至 2016 年初的疫情有所不同，从几内亚蔓延到塞拉利昂、利比里亚等西非国家，导致28 652 人感染和 11 325 人死亡，造成迄今为止最大的一次疫情。目前全球累计报告人类埃博拉病毒感染 33 604 例，其中 14 742 例死亡，平均病死率43.8%。图 5-1 是埃博拉病毒暴发的 3 个阶段的关键要素。

三、治疗及预防

目前，两种药物已证明对埃博拉病毒有效，已被 FDA 批准用于成人和儿童埃博拉病治疗（表 15-1）。2019 年 11 月和 12 月，欧盟委员会和 FDA 批准 rVSVΔG-ZEBOV-GP 疫苗上市。这种疫苗是基于表达扎伊尔埃博拉病毒糖蛋白的重组水疱性口炎病毒的单次注射、减毒、载体疫苗。我国和俄罗斯也有疫苗获得许可。

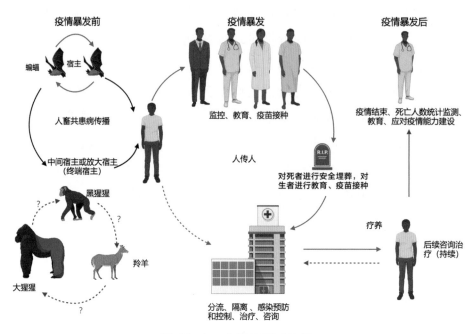

图 15 - 1 疫情的不同阶段

注：图中虚线表示可能存在的其他情况，"?"表示不确定。

改自：FELDMANN H, SPRECHER A, GEISBERT T W. Ebola[J]. N Engl J Med, 2020, 382(19)：1832 - 1842. 西安交通大学医学部博士生黎欣宇绘图。

表 15 - 1 **两种抗埃博拉病毒药物 mAb114 和 REGN - EB3 特性的简要比较**

项目	mAb114	REGN - EB3
介绍	单个单克隆抗体	3 个单克隆抗体的混合物（REGN3470、REGN3471 和 REGN3479，比例为 1：1：1）
来源	来源于 1995 年刚果民主共和国基奎特镇埃博拉病毒疫情幸存者的记忆 B 细胞，感染后约 11 年	用编码病毒糖蛋白的 DNA 和纯化的病毒糖蛋白（GP）亚基免疫小鼠，再将人抗体可变区克隆到人抗体恒定区，得到完全的人类抗体

续表

项目	mAb114	REGN-EB3
靶向表位	糖蛋白亚基 1(GP1)的聚糖帽和核心结构域	REGN3470：GP1 顶部 REGN3471：外聚糖帽 REGN3479：保守的 GP2 融合环
作用机制	中和，抗体依赖细胞毒性	抗体依赖细胞毒性，吞噬细胞刺激剂，病毒内化抑制剂
优势	单一抗体；对低 pH 环境有抵抗力(GP 的组织蛋白酶重排)；在高度保守的区域结合可降低突变体逃逸的风险；单次注射，输液时间短(30 分钟至 1 小时)；半衰期良好；高度稳定；易于大规模生产制造	鸡尾酒单克隆抗体，靶向几种不同的表位，减少耐药，单剂，半衰期良好
剂量	50mg/kg	150mg/kg

资料来源：TSHIANI MBAYA O，MUKUMBAYI P，MULANGU S. Review：Insights on Current FDA - Approved Monoclonal Antibodies Against Ebola Virus Infection[J]. Front Immunol，2021，12：721328.

参考文献

[1] WHO/International Study Team. Ebola haemorrhagic fever in Sudan, 1976. [J]. Bull World Health Organ, 1978, 56(2)：247 - 270.

[2] FELDMANN H, SPRECHER A, GEISBERT T W. Ebola[J]. N Engl J Med, 2020, 382(19)：1832 - 1842.

[3] JACOB S T, CROZIER I, FISCHER W A, et al. Ebola virus disease[J]. Nat Rev Dis Primers, 2020, 6(1)：13.

[4] TSHIANI MBAYA O, MUKUMBAYI P, MULANGU S. Review：Insights on Current FDA - Approved Monoclonal Antibodies Against Ebola Virus Infection [J]. Front Immunol, 2021, 12：721328.

第十六章　病毒的新旧世界

——谈沙粒病毒

一、新旧世界，有所不同

沙粒病毒分为旧世界沙粒病毒和新世界沙粒病毒两类，这种区分基于地理分布、血清学相关性及系统发育。旧世界沙粒病毒包括在非洲流行的拉沙病毒、卢霍病毒，以及全球分布的淋巴细胞性脉络丛脑膜炎病毒等3种；新世界沙粒病毒包括胡宁病毒、马丘波病毒、瓜纳瑞托病毒、萨比亚病毒和查帕雷病毒等5种，主要在南美洲流行。沙粒病毒中最常见的是拉沙病毒。拉沙病毒导致的拉沙热是一种致命的病毒性出血性疾病，在西非流行，每年导致约300 000例感染，其中5000例死亡。

不同的沙粒病毒导致出血或凝血疾病的能力不同。拉沙病毒感染导致的出血不常见，只有一小部分患者出现，且出血主要局限于黏膜表面。病毒不会对受感染的单核细胞、巨噬细胞或内皮细胞造成明显的细胞损伤。病毒能够有效地感染血管内皮细胞，产生高病毒滴度但不会导致细胞死亡，血管通透性会受到影响。血管内皮通透性增加可使液体流动增加，导致严重水肿。这与血小板减少和血小板功能障碍的同时出现，可能是休克的原因，最终导致死亡。在登革热和埃博拉等其他病毒性出血热中，细胞因子风暴会干扰血管内皮的完整性，然而拉沙病毒感染并非如此。拉沙病毒感染的特点是全身免疫抑制，感染者中未检测到促炎细胞因子水平的增加。胡宁病毒感染会导致细胞因子风暴，使出血发生率增加，但血管损伤比较有限。沙粒病毒出血热的结果严重依赖于有效的免疫反应。旧世界和新世界沙粒病毒感染之间的免疫反应也存在差异。拉沙病毒感染时 T 细胞介导的免疫反应对感染者恢复至关重要，抗体反应作用有限。胡宁病毒感染时抗体反应则更为重要，研究发现感染早期向胡宁病毒感染者使用恢复期感染者免疫血浆治疗时，死亡率可从 16% 降至 1%。

严重沙粒病毒感染的症状包括发热、白细胞减少、水肿、休克、瘀斑、肝转氨酶升高、肌痛和呕吐。拉沙热的症状还包括咽炎、胸骨后疼痛、蛋白尿、胸腔积液、心包积液、头痛、恶心、腹泻和血小板减少，导致死亡的拉沙热病例通常还可能出现黏膜出血、肺水肿、呼吸窘迫、休克、脑病、癫痫发作、昏迷和神经性耳聋等。在新世界沙粒病毒中，胡宁病毒、马丘波病毒、瓜纳瑞托病毒感染多人，萨比亚病毒和查帕雷病毒感染则被认为是单一事件。胡宁病毒是人类感染中最严重的新世界沙粒病毒。胡宁病毒感染产生的其他症状包括轻度低血压和结膜炎，以及神经系统症状，如易怒、嗜睡和神经反射不足。严重病例可能表现出出血、白细胞减少、血小板减少、休克和癫痫发作。目前没有批准的针对拉沙病毒的治疗方法或 FDA 批准的疫苗。利巴韦林治疗拉沙病毒感染者只有在感染早期给药才是有益的，胡宁病毒感染者则是越早给药越有效。

二、非洲南美，疫情最重

几乎所有能够在人类中引起疾病的沙粒病毒的宿主都是啮齿动物（表 16-1），这些天然宿主可保持高病毒载量但不会患病，病毒通过垂直或水平传播在啮齿动物体内保持。每种病毒宿主物种的自然范围是人类疾病流行地域的决定因素。食用被感染啮齿动物尿液或粪便污染的食物是常见传播途径，吸入雾化颗粒也可能发生感染。

表 16-1　人类沙粒病毒的分布、宿主物种和疾病发病率

<table>
<tr><td colspan="2">病毒</td><td>地理位置</td><td>自然宿主物种</td><td>发病率</td></tr>
<tr><td rowspan="3">旧世界沙粒病毒</td><td>拉沙病毒</td><td>西非</td><td>多乳鼠</td><td>每年 30 万 ～ 200 万人感染，5000 ～ 10 000 人死亡</td></tr>
<tr><td>淋巴细胞性脉络丛脑膜炎病毒</td><td>全球</td><td>家鼠
（普通老鼠）</td><td>超过 5% 的人有既往暴露的证据，死亡率 <1%</td></tr>
<tr><td>卢霍病毒</td><td>南非</td><td>未知</td><td>5 例确诊病例，4 例死亡病例</td></tr>
<tr><td rowspan="5">新世界沙粒病毒</td><td>胡宁病毒</td><td>阿根廷</td><td>壮暮鼠
（旱地暮鼠）</td><td>接种疫苗前每年 300 ～ 1000 例，引入疫苗后每年 30 ～ 50 例，死亡率为 15% ～ 30%</td></tr>
<tr><td>马丘波病毒</td><td>玻利维亚</td><td>Calomys callosus
（大暮鼠）</td><td>1962—1964 年：1000 例；20 世纪 90 年代：19 例；2007—2008 年：>200 例；死亡率约为 20%</td></tr>
<tr><td>萨比亚病毒</td><td>巴西</td><td>未知</td><td>1 例自然发生的病例，死亡</td></tr>
<tr><td>瓜纳瑞托病毒</td><td>委内瑞拉</td><td>短尾茎鼠
（普通蔗鼠）</td><td>618 例，死亡率超过 20%</td></tr>
<tr><td>查帕雷病毒</td><td>玻利维亚</td><td>未知</td><td>1 例确诊病例，死亡</td></tr>
</table>

资料来源：MCLAY L, LIANG Y, LY H. Comparative analysis of disease pathogenesis and molecular mechanisms of New World and Old World arenavirus infections[J]. J Gen Virol, 2014, 95(Pt 1): 1-15.

三、生物安全，密切关注

研究美国针对公共卫生安全的策略，对于我国公共卫生防御策略具有一定的借鉴作用。沙粒病毒被美国疾病预防控制中心列为 A 类潜在生物恐怖制剂。美国政府认为严重的公共卫生威胁来自大规模杀伤性武器，即化学、生物、放射性或核（CBRN）武器，以及自然出现的传染病，预防、减轻和处理化、生、放、核威胁后果的有

效战略是国家安全战略的组成部分。美国国土安全部发布的物质威胁判定及美国健康与公共事务部发布的《CBRN 威胁和预测未来的优先医疗对策计划》等文件中均涉及对沙粒病毒所致疾病的防控(表16 - 2、表16 - 3)。

表 16 - 2　美国国土安全部发布的物质威胁判定目录

炭疽杆菌(炭疽)	马尔堡病毒(出血热)
肉毒毒素(肉毒中毒)	多药耐药炭疽杆菌(多药耐药炭疽)
鼻疽伯克霍尔德菌(鼻疽)	放射性物质及核物质
类鼻疽伯克霍尔德菌(类鼻疽)	普氏立克次体(斑疹伤寒)
埃博拉病毒(出血热)	天花病毒(天花)
土拉热弗朗西丝菌(土拉菌病)	挥发性神经毒剂
胡宁病毒(出血热)	鼠疫耶尔森菌(鼠疫)

资料来源：Office of the Assistant Secretary for Preparedness and Response, Department of Health and Human Services, Office of the Assistant Secretary for Preparedness and Response, et al. Notice[J]. Fed Regist, 2007, 72(77)：20117 - 20128.

表16-3 美国健康与公共事务部发布的CBRN威胁和预测未来的优先医疗对策计划

首要的CBRN威胁	预测未来的优先对策项目												
	炭疽抗毒素	炭疽疫苗	急性放射综合征*	生物剂量学,生物鉴定	广谱抗生素	广谱抗病毒	诊断学	CHEM-PACKs计划	丝状病毒医学防护措施	放射性核物质特效剂	天花抗病毒药物	天花疫苗	挥发性神经毒剂单一解毒剂
炭疽/多药耐药炭疽	△	△			△		△						
肉毒中毒							△						
鼻疽、类鼻疽					△		△						
丝状病毒出血热(埃博拉/马尔堡)							△		△				
土拉菌病					△		△						
阿根廷出血热(胡宁病毒)							△						
放射性物质及核物质			△	△			△			△			
流行性斑疹伤寒					△		△						
天花							△				△	△	
挥发性神经毒剂							△	△					
鼠疫					△		△						△

注:CHEMPACKs计划是一项针对挥发性神经毒剂暴露的预先定位解毒剂的计划。* 或为急性辐射暴露的延迟效应。

资料来源:Office of the Assistant Secretary for Preparedness and Response, Department of Health and Human Services, Office of the Assistant Secretary for Preparedness and Response, et al. Notice[J]. Fed Regist, 2007,72(77):20117-20128.

参考文献

［1］ MCLAY L, LIANG Y, LY H. Comparative analysis of disease pathogenesis and molecular mechanisms of New World and Old World arenavirus infections［J］. J Gen Virol, 2014, 95（Pt 1）: 1 – 15.

［2］ MURPHY H L, LY H. Pathogenicity and virulence mechanisms of Lassa virus and its animal modeling, diagnostic, prophylactic, and therapeutic developments ［J］. Virulence, 2021, 12（1）: 2989 – 3014.

［3］ RAABE V, MEHTA A K, EVANS J D, et al. Lassa Virus Infection: a Summary for Clinicians［J］. Int J Infect Dis, 2022, 119: 187 – 200.

［4］ Office of the Assistant Secretary for Preparedness and Response, Department of Health and Human Services, Office of the Assistant Secretary for Preparedness and Response, et al. Notice［J］. Fed Regist, 2007, 72（77）: 20117 – 20128.

第十七章 可恶的蚊子

——谈登革病毒

一、登革热的流行情况

登革热是一种节肢动物传播的急性病毒性疾病，给许多热带和亚热带地区带来沉重的疾病负担和社会经济负担，是全球最常见的虫媒病毒病，也是全球感染人数增长速度最快的传染病之一。该病可分为登革热及登革出血热/登革休克综合征两种形式，登革病毒是该病的病原体。埃及伊蚊和白纹伊蚊是传播媒介，以埃及伊蚊为主。人类和非人灵长类动物是登革病毒的自然宿主。

埃及伊蚊是一种昼行性蚊子，能够在短时间内蜇伤数人。白纹伊蚊虽然传播能力较弱，但正在向热带和温带地区扩大传播地域。登革病毒在城市（人类传播周期）和森林地区（动物传播周期）传播。在城市环境中，病毒传播发生在人与人之间，感染者在发病前24小时到发病后5天左右出现病毒血症。在森林地区，病毒传播发生在非人灵长类动物（如猩猩、猕猴和长臂猿等）之间，感染后一般不出现明显的症状及体征，但有病毒血症，偶尔会外溢到人群中。经卵传播是病毒由蚊子垂直传播给后代，对于其在旱季或流行间期维持传播至关重要。国际旅行者患登革热的风险越来越大，登革热已成为旅行返回者发热的主要原因，对于前往东南亚和南美洲（如巴西）的旅行者来说尤其如此，其风险已超过疟疾。人群对登革病毒普遍易感，其流行季节与蚊虫的消长一致。估计全球每年登革热感染人数约为4亿，其中约25%有临床症状。亚洲占登革热疾病负担的多数，其次是美洲和非洲。与登革热发病率或登革热暴发相关的因素见表 17 - 1。

表 17 - 1　与登革热发病率或登革热暴发相关的因素

因素
病媒控制剂(双硫磷)使用不当
缺乏登革热相关知识
容器指数和布雷图指数更高(两个指数均为评价一个地区蚊子密度的指标)
海拔较低的区域，温度较高，湿度较大，降雨量较大
感染者的年龄增加
靠近市场、贫民窟或未覆盖的污水区域的住房
花园或庭院中存在蚊子滋生地，包括存在废弃的罐头、塑料容器、轮胎外壳、池塘、屋檐或帐篷的边撑、有短暂储水功能的植物花托、收集雨水的排水沟、未覆盖的储水容器及家养动物的食物盘或水盘
没有屏蔽的房屋，每个房间的人数多，淋浴设施不足，缺乏废物收集，家庭储水不良，缺乏空调，将污水直接排入池塘或街道排水系统
全球变暖促进伊蚊更广泛地分布，增加温带地区登革热流行的可能性；人口增长和高人口密度；农村向城市的迁移；城市环境退化；缺乏可靠的自来水；蚊虫控制规划的混乱和资金不足

资料来源：HARAPAN H, MICHIE A, SASMONO R T, et al. Dengue: A Minireview[J]. Viruses, 2020, 12(8): 829.

二、登革病毒的致病性及临床表现

登革病毒呈球形，有包膜，基因组为单正链 RNA，长约 11kb。病毒的致病机制与免疫病理损伤和抗体依赖的增强作用(ADE)有关。ADE 的原理是交叉反应性抗体或亚中和浓度的抗体结合其他登革病毒后，通过表达在靶细胞(如单核细胞、巨噬细胞和树突状细胞)上的、抗体 Fc 段的受体，促使病毒侵入宿主细胞。从机制上讲，ADE 是比同源受体介导的内吞作用更有效的病毒侵入途径。此外，ADE 期间的病毒 - 宿主相互作用也使病毒能够逃避宿主的抗感染免疫。因此，ADE 可以诱发促炎和抗炎反应失衡、毛细血管内皮病变及血管渗漏，导致低血容量性休克，即登革休克综合征。目前尚无登革热的特效治疗方法，以支持治疗为主，旨在降低症状的严重程度、限制并发症。其中液体疗法是关键疗法，可采用口服或静脉补液以预防休克。2015 年底，赛诺菲巴斯德公司研发的世界上第一种登革热疫苗——CYD - TDV 获得上市许可。该疫苗是一种基于黄热病疫苗（YF - 17D）骨架的重组四价减毒活疫苗，其中 YF - 17D 病毒载体的结构基因被 4 种血清型登革病毒的结构基因所取代。CYD - TDV 已在 20 个国家注册使用，适用于 9 ~ 45 岁的人群。WHO 建议，对于考虑接种 CYD - TDV 疫苗的人群应采取疫苗接种前筛查以避免可能出现的 ADE。登革热 3 个阶段的临床表现见表17 - 2。

表 17 - 2　登革热 3 个阶段的临床表现

阶段	临床表现
发热期	高热和发冷，通常为持续性、不间断的发热，但也可表现为马鞍型热。发热持续 3 ~ 7 天。儿童会出现高热和呕吐，通常症状比青少年和成人少，但可能发生热性惊厥。全身症状包括头痛、不适、眶后疼痛、关节痛、肌痛、骨痛、恶心、呕吐和味觉改变等
关键期	血管渗漏综合征：血浆渗漏通常发生在发病后的第 4 ~ 6 天及退热前后。血浆渗漏可导致血管内血容量不足、低蛋白血症和浆膜积液。如果渗漏严重，可继发登革休克综合征，儿童的风险高于成人
	出血：轻微出血常见，例如皮肤瘀点、瘀伤、鼻出血、牙龈出血或胃肠道出血，但不普遍。在儿童中，大出血（通常为胃肠道）仅见于深度或长期休克，并且可能是终末事件。黏膜出血在成人中更常见、更严重，可导致出血性休克（与登革休克综合征不同）。颅内出血罕见，但通常是致命的

续表

阶段	临床表现
关键期	肝、中枢神经系统、心、眼、肾等器官损伤：肝大和肝功能障碍非常常见，但很少有临床意义。天冬氨酸转氨酶滴度通常超过丙氨酸转氨酶。病毒可侵犯中枢神经系统，癫痫发作、脑炎、吉兰－巴雷综合征均有报道。窦性心动过缓和轻微或无症状心律失常常见。眼部表现包括视网膜出血、视网膜水肿、黄斑缺血和视神经炎。在 20%～30% 的登革热住院患者中观察到镜下血尿，但急性肾损伤少见
恢复期	通过良好的支持治疗，通常在 1～2 周内完全康复。可出现恢复期红疹，并在数周内缓慢消退

资料来源：WILDER - SMITH A, OOI E E, HORSTICK O, et al. Dengue[J]. Lancet, 2019, 393(10169)：350 - 363.

三、灭蚊神器

防蚊、灭蚊是预防登革热的主要手段，方法大致可分为生物、化学和环境方法 3 种。生物方法包括使用苏云金芽孢杆菌、灭蚊鱼等来控制蚊子幼虫；化学方法包括使用杀虫剂进行滞留喷洒，使用长效杀虫剂处理蚊帐、布帘及衣帽等材料，以及使用双硫磷或吡丙醚控制幼虫；环境方法旨在减少蚊子滋生地，如社区环境管理与水容器加盖等。

两种新方法正在开发中：①释放感染沃尔巴克氏体的蚊子。沃尔巴克氏体是一种遗传内共生细菌，可以使天然蚊子种群对虫媒病毒产生抗性。在释放试验中，沃尔巴克氏体菌株在蚊子种群中传播，感染菌株的蚊子传播病毒能力显著降低。②释放携带显性致死基因(RIDL)的蚊子。RIDL 是将一段致死基因插入埃及伊蚊的基因组中，当携带者(为雄性蚊子)与野生雌蚊交配时，致死性状会传递给后代，从而减少蚊子的种群数量。

参考文献

[1] WILDER - SMITH A, OOI E E, HORSTICK O, et al. Dengue[J]. Lancet, 2019, 393(10169): 350 - 363.

[2] HARAPAN H, MICHIE A, SASMONO R T, et al. Dengue: A Minireview[J]. Viruses, 2020, 12(8): 829.

[3] MARTINEZ D R, METZ S W, BARIC R S. Dengue Vaccines: The Promise and Pitfalls of Antibody - Mediated Protection[J]. Cell Host Microbe, 2021, 29(1): 13 - 22.

第十八章　病毒，关节炎与脑炎

——谈甲病毒

一、甲病毒导致的两类疾病

关节炎与脑炎，一个是运动系统疾病，一个是神经系统疾病，两者好似相差甚远，但是在甲病毒这里却得到了"统一"。甲病毒是一类什么样的病毒？它是如何"统一"这两类疾病的呢？

甲病毒是节肢动物传播的有包膜、单正链 RNA 病毒。甲病毒属包括 30 多种病毒，感染广泛的宿主和媒介物种。这些病毒引起的疾病在世界范围内流行，发病率很高，地理分布十分广泛，在每个有人类居住的大陆上至少存在一种。甲病毒根据其遗传相关性和临床表现分为两大类：一类是关节炎性甲病毒，包括基孔肯亚病毒、罗斯河病毒、欧尼恩病毒、巴玛森林病毒、马雅罗病毒和辛德比斯病毒等。它们可引起肌肉骨骼疾病，其特征为发热、乏力、皮疹、关节痛、肌痛、肌炎，以及急性和慢性多发性关节炎。慢性多发性关节炎会导致持续的关节疼痛和炎症。近年来，基孔肯亚病毒流行形势较为严峻。基孔肯亚病毒导致基孔肯亚热，该疾病名称源自非洲马孔德部落的马孔德语，意思是"关节弯曲的疾病"。研究表明，关节炎性甲病毒也可能引起脑炎。另一类是脑炎性甲病毒，包括东方马脑炎病毒、西方马脑炎病毒和委内瑞拉马脑炎病毒等。它们感染中枢神经系统细胞，引起发热、脑膜炎和脑炎，通常具有长期的神经衰弱后遗症。病毒感染后的无症状感染率很高，马类宿主的症状通常比人类更严重，对大多数马类病例是致命的。东方马脑炎病毒的神经系统受累率和致死率最高,其次是西方马脑炎病毒,委内瑞拉马脑炎病毒最低。然而,委内瑞拉马脑炎病毒最令人关注,因为它在历史上造成了影响人类和马群的最大、最频繁的疫情,曾导致数千例感染病例死亡。此外,委内瑞拉马脑炎病毒可通过气溶胶传播,这导致苏联和美国都曾将其开发为生物武器。

甲病毒主要由伊蚊、脉毛蚊和库蚊传播,易感染哺乳动物和鸟类宿主,城市化和气候变化等社会经济和生态因素可能扩大甲病毒的地理分布。

二、流行、分布及防治

蚊子吸取感染者血液后,病毒进入蚊子中肠细胞,然后进入蚊子循环系统——血腔,最终到达唾液腺,在唾液腺内复制到高水平,并在吸血时传播到下一个脊椎动物宿主。蚊子传播不仅使这些病毒的控制复杂化,而且蚊子的感染是一个重要的选择过程,这些病毒的不同毒株在蚊子中的表现不同,如从蚊子体内与从地方性感染动物体内分离出来的委内瑞拉马脑炎病毒的毒株差异很大。

1995 年在南美洲暴发的委内瑞拉马脑炎病毒疫情导致超过75 000 例病例,其中 300 人死亡。在过去 20 年里,基孔肯亚病毒在非洲和东南亚造成了大规模流行。2005—2006 年,位于印度洋西部的留尼汪岛暴发基孔肯亚热疫情,报告了 26.6 万例病例,随后在非洲和亚洲发生流行。2013—2014 年,基孔肯亚病毒在加勒比岛屿和美洲其他地方出现并传播,报告数百万例感染。罗斯河病毒和巴玛森林病毒在澳大利亚是地方性流行,马雅罗病毒正在中南美洲出现。东方马脑炎病毒在美国每年都暴发,尽管人类感染的数量很低,但病死率近 50%。甲病毒暴发还可能导致严重的社会和经济后果。留尼汪岛的疫情造成了约 4390 万欧元的经济损失,2014 年美属维尔京群岛的基孔肯亚热疫情造成了约 3000 万美元的经济损失,其中一部分源自病毒诱发的慢性病而造成的长期残疾。目前还没有针对甲病毒的批准疗法或疫苗，治疗仅包括支持性护理，解热、镇痛、抗炎药可用于不同症状的治疗。抗病毒药利巴韦林及磷酸氯喹对某些甲病毒(如基孔肯亚病毒)治疗有效。疫苗研究路线(以基孔肯亚病毒为例)见图 18-1。候选疫苗可以基于传染性病毒设计出来，代表病毒的一种非毒性形式。灭活和减毒毒株可以从强毒性亲本毒株建立。基因工程体现了更先进的疫苗设计，如病毒载体疫苗、病毒样颗粒、亚单位疫苗和核酸疫苗。

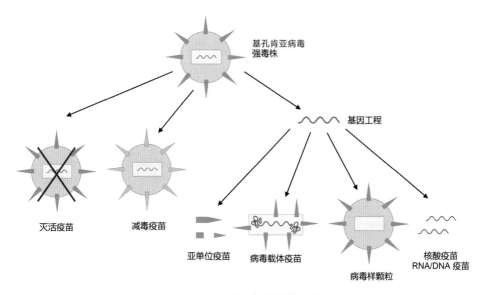

图 18-1 不同候选疫苗的示意图

改自：SCHMIDT C, SCHNIERLE B S. Chikungunya Vaccine Candidates: Current Landscape and Future Prospects[J]. Drug Des Devel Ther, 2022, 16: 3663-3673. 西安交通大学医学部博士生黎欣宇绘图。

三、病毒载体在癌症治疗研究中的应用

癌症免疫疗法旨在增强或恢复免疫监测和摧毁癌细胞的能力，方法包括配给多种细胞因子和表达肿瘤相关抗原。利用病毒载体的

优势在于其具有良好的递送性和高水平的重组蛋白表达。但是，病毒载体可能带来安全风险，这引发了复制缺陷和自杀载体的研究。基于甲病毒、腺病毒、腺相关病毒、单纯疱疹病毒、慢病毒、麻疹病毒、新城疫病毒和棒状病毒的各种病毒载体在临床前动物实验中显示出良好的结果。甲病毒载体已被设计用于哺乳动物细胞系中重组蛋白的表达（图18-2）、基因治疗应用和疫苗开发。最常用的甲病毒表达载体系统基于塞姆利基森林病毒、辛德比斯病毒和委内瑞拉马脑炎病毒。

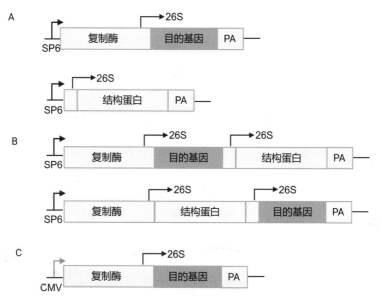

A. 复制缺陷的甲病毒颗粒。该甲病毒表达载体包含非结构蛋白基因、亚基因组26S启动子、目的基因和poly A信号（PA）。辅助载体包含亚基因组26S启动子、结构蛋白基因和PA。SP6 RNA聚合酶用于从表达载体和辅助载体DNA中转录RNA，并共转染/电穿孔到BHK-21细胞中以产生病毒。B. 复制熟练的甲病毒颗粒。SP6 RNA聚合酶用于全长甲病毒RNA基因组的体外转录，包括引入结构蛋白基因上游或下游的目的基因，然后转染/电穿孔到BHK-21细胞中产生病毒。C. DNA/RNA分层载体。将质粒DNA复制子转染到哺乳动物细胞中表达目的基因。

图18-2 甲病毒的表达系统

注：CMV指巨细胞病毒来源的表达启动子。

改自：LUNDSTROM K. Alphaviruses in Cancer Therapy [J]. Front Mol Biosci, 2022, 9: 864781. 西安交通大学医学部博士生黎欣宇绘图。

参考文献

［1］ KIM A S, DIAMOND M S. A molecular understanding of alphavirus entry and antibody protection［J］. Nat Rev Microbiol, 2022, 6：1 – 12.

［2］ SKIDMORE A M, BRADFUTE S B. The life cycle of the alphaviruses：From an antiviral perspective［J］. Antiviral Res, 2023, 209：105476.

［3］ LUNDSTROM K. Alphaviruses in Cancer Therapy［J］. Front Mol Biosci, 2022, 9：864781.

［4］ SCHMIDT C, SCHNIERLE B S. Chikungunya Vaccine Candidates：Current Landscape and Future Prospects［J］. Drug Des Devel Ther, 2022, 16：3663 – 3673.

［5］ KAFAI N M, DIAMOND M S, FOX J M. Distinct Cellular Tropism and Immune Responses to Alphavirus Infection［J］. Annu Rev Immunol, 2022, 40：615 – 649.

第十九章　病毒性急性胃肠炎的主因

——谈诺如病毒

一、流行形势

每年秋冬季的时候，常会看到一些中小学校园暴发急性胃肠炎疫情的新闻报道。急性胃肠炎的主要临床表现是上吐下泻，其主要病原体往往不是大肠杆菌、沙门菌、痢疾杆菌或霍乱弧菌等细菌，而是病毒。常见的病毒有诺如病毒和轮状病毒，而诺如病毒占大多数。诺如病毒又称诺沃克病毒或小圆结构病毒，其名称来源于美国俄亥俄州诺沃克镇。1968 年，该镇一所小学发生急性胃肠炎疫情，导致大量师生和家属感染，随后研究者在患者粪便样本中发现了直径 27nm 的病毒颗粒，命名为诺沃克病毒。2002 年，国际病毒命名委员会将其命名为诺如病毒。

人类诺如病毒感染是全球散发性和流行性非细菌性胃肠炎的主要病因，它在发展中国家造成了显著的发病率和死亡率，在发达国家也造成了巨大的经济损失。据估算，该病毒每年在全球造成 6.69 亿人次发病，其中 21.9 万人死亡，导致 42 亿美元的直接医疗成本（门诊和住院）和 603 亿美元的社会成本（因缺勤或死亡导致的生产力损失）。Y. Liao 等对纳入 Meta 分析的 405 个案例中的 842 926 例病例的研究发现，诺如病毒与全球 16% 的急性胃肠炎有关。疾病高发季节为秋冬季，患者、隐性感染者均可为传染源，主要传播途径为粪 - 口传播，也可通过呕吐物的气溶胶传播。病毒暴发的食源性比例估计为 14%。与疫情有关的食品或者是在源头直接被粪便污染，或者被受感染的食品处理人员污染。常见的传播途径和传染源包括保存新鲜或冷冻浆果和蔬菜的食物运输车、即食食品（如三明治和沙拉），以及未煮熟或生的海鲜（如双壳类软体动物）等。双壳类软体动物（如鸟蛤、贻贝、蛤蜊、扇贝和牡蛎）可以通过滤食积累诺如病毒，病毒还可以以基因组依赖和毒株依赖的方式与软体动物胃肠道碳水化合物结构结合。因此，双壳类软体动物可为病毒基因型间和型内共感染提供机会，促进病毒在宿主体内的后续重组，是将新型重组毒株引入人群的高风险载体。诺如病毒通常在餐馆、学校、游轮、军事基地、医院及护理院等的公共用餐环境中暴发，封闭的生活区和个人卫生状况的降低使感染机会增加，节日聚会、野餐等集体活动中也时有发生（图19-1）。

诺如病毒的流行在军队人员中存在高发态势。军队人员处于相对拥挤的环境，以及军队人员在紧张的战斗部署中很难维持高水平的卫生条件，使诺如病毒所致胃肠炎一直被认为存在严重暴发风险并影响作战能力。L. Queiros-Reis等在对3个数据库中的39篇文献检索中发现，多国军队在1988—2018年发生了101起诺如病毒所致的胃肠炎暴发，至少导致24 332人发病。这些暴发案例遍布在世界各地的武装部队中，包括加拿大（4.5%）、法国（6.8%）、德国（2.3%）、以色列（4.5%）、新加坡（9.1%）、秘鲁（2.3%）、葡萄牙（15.9%）、英国（9.1%）、美国（43.2%），以及欧盟（2.3%）。疫情出现在武装部队的多个兵种（海军29.5%、空军4.5%、陆军65.9%、其他0.1%），以及各种环境（训练演习13.6%、训练院校4.5%、作战场所38.6%、所驻扎的基地31.8%、所驻扎的航空母舰11.4%、其他0.1%）。发病人数也各不相同，从葡萄牙军队演习中的80名士兵到"沙漠风暴"行动中的2万人不等。

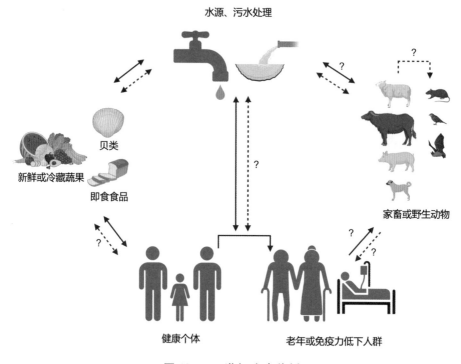

水源、污水处理

贝类

新鲜或冷藏蔬果

即食食品

家畜或野生动物

健康个体

老年或免疫力低下人群

图 19-1　诺如病毒传播

注：图中显示了人类诺如病毒（实心箭头）和动物诺如病毒（虚线箭头）的传播途径。未确认的传播途径用问号表示。家畜/野生动物之间传播的虚线箭头表示特定物种的传播，随附的问号表示假定的种间传播。

改自：LUDWIG－BEGALL L F, MAUROY A, THIRY E. Noroviruses－The State of the Art, Nearly Fifty Years after Their Initial Discovery[J]. Viruses, 2021, 13(8)：1541. 西安交通大学医学部博士生黎欣宇绘图。

二、病原学特性及致病性

　　诺如病毒是杯状病毒科的一种病毒。杯状病毒科为一类球形、无包膜、单正链 RNA 病毒，直径为 27～38nm，衣壳呈二十面体对称。其名称来源于拉丁语圣杯，因为杯状病毒粒子表面的轮廓通常呈杯状凹陷。杯状病毒科包含 11 个属，除了诺如病毒外，还有札幌病毒、纽布病毒等，可感染多种物种并引起多种物种特异性疾病。诺如病毒基因组长 7.3～7.5kb，在病毒颗粒中发现了与基因组最后约 2.3kb 相同的亚基因组 RNA，并且在感染细胞中的表达水平高于病毒基因组 RNA。病毒具有高度传染性，对外部环境和多种杀毒处理与去污方法具有很强的抵抗力，能够在环境中长期存活，60℃ 30分钟仍有感染性，对高水平的氯、低温、酸性环境和有机溶剂均稳定，乙醇和季铵盐不能有效灭活。

诺如病毒感染引起小肠绒毛轻度萎缩和黏膜上皮细胞损伤。感染潜伏期约 24 小时，特征性症状是急性发作的水样、非血性腹泻和喷射性呕吐，其他症状包括腹部痉挛、恶心、腹胀、轻度发热、寒战、头痛和肌痛，常为自限性胃肠道感染，预后较好。但也有严重的临床表现，如新生儿坏死性小肠结肠炎、急性肝功能障碍、感染后肠易激综合征和炎症性肠病恶化，有的危及生命。对病毒的体液免疫比细胞免疫更强、更持久，但不足以抵抗再次感染。诺如病毒感染很少需要医疗干预，但安全有效的抗病毒药物对于治疗高危、持续感染的免疫缺陷个体和其他脆弱人群是必不可少的。治疗的重点是提供支持性护理，如补充水分和电解质。对脆弱人群和高危人群〔如医护人员、军队人员和经历拥挤状况的旅行者（如乘坐游轮）〕应采取预防措施，对于食品处理人员的预防措施可减少食源性疫情的发生。目前尚无疫苗上市。

三、病毒 - 宿主相互作用模型病毒

诺如病毒可以作为病毒 - 宿主相互作用的模型，此外还有多种病毒可作为这种相互作用的模型，总结见表 19 - 1。

表 19-1 用来说明病毒-宿主相互作用的各种概念的模型病毒的特性

特性	猴病毒40	人诺如病毒	甲型流感病毒	单纯疱疹病毒1型	人类免疫缺陷病毒1型
科	多瘤病毒科	杯状病毒科	正黏病毒科	疱疹病毒科	逆转录病毒科
大小	45nm	约38nm	80~120nm	170~200nm	约125nm
包膜	无	无	有	有	有
基因组	双链DNA	单正链RNA	单负链RNA（分节段）	双链DNA	单正链RNA
趋向性	—	小肠	上呼吸道和下呼吸道	上皮细胞和终身潜伏（主要存在于干神经元）	CD4$^+$T淋巴细胞、单核巨噬细胞和树突状细胞
所致疾病	—	胃肠炎	流感	唇疱疹、疱疹性角膜炎和脑炎	艾滋病
传播方式	—	人-人、粪-口	飞沫、接触	接触	性传播、母婴传播、血液传播
流行形势	模型病毒，不是重要的人类病原体	全世界胃肠炎的主要病原体之一	季节性流感，已暴发多次大流行	估计全球50岁以下人口中约2/3被感染	每年全球新增150万~160万感染者

资料来源：BALLY M, BLOCK S, HÖÖK F, et al. Physicochemical tools for studying virus interactions with targeted cell membranes in a molecular and spatiotemporally resolved context[J]. Anal Bioanal Chem, 2021, 413(29): 7157-7178.

参考文献

[1] LUDWIG - BEGALL L F, MAUROY A, THIRY E. Noroviruses - The State of the Art, Nearly Fifty Years after Their Initial Discovery[J]. Viruses, 2021, 13 (8): 1541.

[2] LUCERO Y, MATSON D O, ASHKENAZI S, et al. Norovirus: Facts and Reflections from Past, Present, and Future[J]. Viruses, 2021, 13(12): 2399.

[3] GRAZIANO V R, WEI J, WILEN C B. Norovirus Attachment and Entry[J]. Viruses, 2019, 11(6): 495.

[4] LIAO Y, HONG X, WU A, et al. Global prevalence of norovirus in cases of acute gastroenteritis from 1997 to 2021: An updated systematic review and meta - analysis[J]. Microb Pathog, 2021, 161(Pt A): 105259.

[5] QUEIROS - REIS L, LOPES - JOÃO A, MESQUITA J R, et al. Norovirus gastroenteritis outbreaks in military units: a systematic review[J]. BMJ Mil Health, 2021, 167(1): 59 - 62.

[6] BALLY M, BLOCK S, HÖÖK F, et al. Physicochemical tools for studying virus interactions with targeted cell membranes in a molecular and spatiotemporally resolved context[J]. Anal Bioanal Chem, 2021, 413(29): 7157 - 7178.

第二十章　神秘的蝙蝠，可怕的脑炎

——谈尼帕病毒

一、猪与蝙蝠

1998—1999 年马来西亚和新加坡暴发猪呼吸系统和神经系统疾病后，很快在猪农中发现了脑炎病例，随后首次发现了尼帕病毒（NiV）。该病毒从死于感染的患者脑脊液中分离出来，以其中一名患者所在的马来西亚森美兰州尼帕村命名。此次疫情中，马来西亚共报告 265 例病例，其中 105 人死亡。新加坡报告 11 例病例，其中 1 人死亡。为控制疫情，共 110 万头猪被扑杀。2001 年，一种不同的尼帕病毒毒株被确定为导致孟加拉国报告的脑炎病例的病原体。从那时起，孟加拉国几乎每年都有人类感染尼帕病毒的报道，从 2001 年到 2015 年，共确诊 260 例。

尼帕病毒的天然宿主是果蝠。病毒从果蝠传播给人类主要有 3 种途径。①与家畜接触：家畜（如猪）可通过食用被病毒污染的椰枣汁或其他水果而感染，随后传播给人类。果树、蝙蝠、猪和人类在同一环境中的情景会促进病毒的传播。在马来西亚和新加坡，传播主要通过人与猪的接触发生。②食源性传播：摄入受污染的生椰枣汁是尼帕病毒最常见的传播途径之一。传播病例大多发生在 12 月至次年 3 月，这段时间正是椰枣收获的季节，许多蝙蝠趁机舔舐甜美的汁液。病毒可以在富含糖的溶液中存活，因此在椰枣汁中高度稳定。2005 年孟加拉国疫情暴发期间发现，91% 的感染者在椰枣汁收集季节出现症状。③人传人：曾发生多起人传人的尼帕疫情。2004

年在孟加拉国，4 名感染者的接触者在感染者发病 15～27 天后出现症状，传播链共影响 34 人。

马来西亚和孟加拉国的病毒分离株特性有所差异，分别命名为 NiV Malaysia（NiVM）和 NiV Bangladesh（NiVB）。NiVM 感染主要表现为神经系统疾病，主要在马来西亚、新加坡、菲律宾等地流行；而 NiVB 感染主要表现为呼吸系统疾病，主要在孟加拉国、印度流行。尼帕病毒具有的许多特征使其对人类和动物健康构成重大威胁。第一，病毒的天然宿主果蝠广泛分布于亚洲各地，导致溢出事件频发，事件发生地往往是人口稠密地区。第二，病毒可以直接从蝙蝠传播给人，也可以通过家畜传播给人，还可以在人与人之间传播。第三，病毒导致人类罹患严重的疾病，死亡率很高，目前尚无预防疫苗或抗病毒药物来缓解疾病。因此，尼帕病毒被归类为须在生物安全 4 级（BSL‑4）实验室开展研究的病原体，为生物安全中的最高等级。尼帕病毒的不同传播途径见图 20‑1。

二、病毒的特性及防治

尼帕病毒属于副黏病毒科亨尼帕病毒属，可引起人畜共患病。这个属的病毒除了尼帕病毒外，还包括亨德拉病毒（HeV）。尼帕病毒具有多形性，直径为 40～600nm，有包膜。包膜中嵌有吸附蛋白（G）和融合蛋白（F）组成的刺突。G 蛋白可与受体蛋白 Ephrin‑B1、Ephrin‑B2 或 Ephrin‑B3 结合，使病毒吸附于宿主细胞表面；F 蛋白介导病毒包膜与宿主细胞膜融合，使得病毒侵入宿主细胞。F 蛋白还可以诱导细胞融合形成合胞体。病毒核酸为无节段、单链 RNA，呈螺旋对称，基因组长约 18.2kb。尼帕病毒进入呼吸道后可通过上皮屏障和血脑屏障到达中枢神经系统。在全身感染期间，内皮细胞是主要靶细胞。血管内皮细胞中合胞体的形成是该病毒感染的显著特征之一。人类的初始症状包括发热、呕吐、头痛、咳嗽、

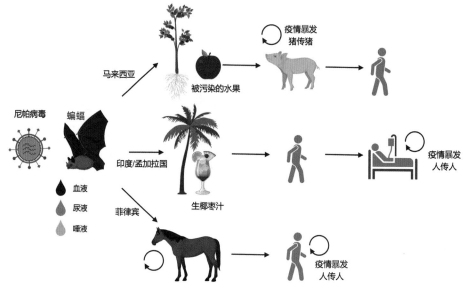

图 20 - 1 尼帕病毒的不同传播途径

注：在马来西亚，养猪场靠近果树，果树上栖息着蝙蝠。家猪接触了被蝙蝠污染的物质，特别是食用了蝙蝠吃过的水果或接触了蝙蝠的尿液会被感染。病毒随后通过直接接触从猪传播给人。在孟加拉国和印度，蝙蝠向人类传播病毒的主要途径是被蝙蝠唾液或尿液污染的生椰枣汁被人类饮用，然后通过密切接触发生人际传播。在菲律宾，人类感染源被追踪到食用马肉或与受感染的马接触，从感染者到健康人的人际传播亦有报道。

改自：GAZAL SABAHAT, SHARMA N, GAZAL SUNDUS, et al. Nipah and Hendra Viruses: Deadly Zoonotic Paramyxoviruses with the Potential to Cause the Next Pandemic [J]. Pathogens, 2022, 11(12): 1419. 西安交通大学医学部博士生黎欣宇绘图。

咽痛和肌肉酸痛，败血症也可能出现，伴有肾损害，也可引起胃肠道出血。一些患者可能会出现呼吸困难，从非典型性肺炎到急性呼吸紊乱不等。随后可能出现某些严重的神经系统症状，如定向障碍、嗜睡、精神错乱、癫痫发作、脑炎、脑肿胀等。该病可能在数日内导致昏迷和死亡，死亡率为40%~75%。幸存者中存在一些长期的后遗症，如抽搐、某些人格改变，以及其他神经系统疾病。尼帕病毒感染与其他可导致神经系统病变的病原体需要进行鉴别诊断（表20-1）。与该病毒暴发相关的疾病病死率很高，目前还没有批准的特效药物可用于治疗，利巴韦林、法匹拉韦、瑞德西韦可能有效。靶向阻断 G 蛋白与宿主细胞受体之间相互作用的单克隆抗体，以及靶向 F 蛋白的单克隆抗体正在研究中。G 蛋白和 F 蛋白也是疫苗研究策略的靶点。亨德拉病毒 G 蛋白的一种可溶性低聚物已被用作亚单位疫苗，接种疫苗的动物产生了高水平的中和抗体，可保护猫、雪貂和非洲绿猴等动物免受尼帕病毒和亨德拉病毒的攻击。该亚单位疫苗已在澳大利亚获批用于马。美国国家过敏和传染病研究所近期启动了一项 I 期临床试验，以评估一种基于信使 RNA（mRNA）平台的试验性疫苗（mRNA－1215 尼帕疫苗）。该疫苗由莫德纳（Moderna）公司开发，采用许多已获批准的、与新型冠状病毒疫苗相同的技术。

表 20－1　尼帕病毒感染的鉴别诊断

感　染	疾病
病毒性感染	散发性病毒感染，如单纯疱疹病毒、水痘－带状疱疹病毒、腺病毒和肠道病毒
	流行性病毒感染，如乙型脑炎病毒、登革病毒、狂犬病毒和新型肠道病毒 71 型
细菌性感染	包括立克次体病、结核病或细菌性脓肿
寄生虫感染	脑型疟或神经囊虫病

资料来源：ALAM A M. Nipah virus, an emerging zoonotic disease causing fatal encephalitis[J]. Clin Med (Lond), 2022, 22(4): 348 – 352.

三、蝙蝠才是真"毒王"

蝙蝠是世界上数量最多、分布最广的脊椎动物之一，是全球生态系统的关键物种之一，人类直接从中受益。蝙蝠在控制夜行昆虫和害虫、重新播种被砍伐的土地、给野生植物授粉（这些野生植物是人类和其他动物的食物源），以及人类使用其粪便合成生物肥料等方面发挥着至关重要的作用。但是，蝙蝠同时也是多种重要病毒的宿主，这些病毒可能在人类和动物中引起重大疾病。除了尼帕病毒和亨德拉病毒以外，还包括埃博拉病毒和马尔堡病毒，以及多种冠状病毒，如严重急性呼吸综合征冠状病毒（SARS－CoV）、中东呼吸综合征冠状病毒（MERS－CoV）、猪流行性腹泻病毒（PEDV）和猪急性腹泻综合征冠状病毒（SADS－CoV）等。新型冠状病毒（SARS－CoV－2）也被推测是在蝙蝠中进化而来的（表20－2）。尽管携带多种病毒，但除了感染狂犬病毒及相关病毒以外，自然或实验感染的蝙蝠没有表现出临床疾病。

表 20－2　具有人畜共患病潜力的蝙蝠传播病毒

病毒家族	基因组	病毒	人类疾病	是否传染给人类
冠状病毒科	ssRNA	人类冠状病毒229E	轻度上呼吸道感染	是
		人类冠状病毒NL63	轻度上呼吸道感染	是
		严重急性呼吸综合征冠状病毒	严重急性呼吸综合征	是，通过果子狸和貉
		严重急性呼吸综合征冠状病毒－2	2019冠状病毒病	是
		中东呼吸综合征冠状病毒	中东呼吸综合征	是，通过单峰驼
丝状病毒科	ssRNA	埃博拉病毒	埃博拉出血热	是
		马尔堡病毒	马尔堡出血热	是
副黏病毒科	ssRNA	亨德拉病毒	亨德拉病（致命呼吸道疾病）	是，通过马
		尼帕病毒	尼帕病（严重脑炎）	是，通过猪
		梅南高病毒	流感样症状	是，通过猪
		索舒加病毒	严重急性发热性疾病	是

续表

病毒家族	基因组	病毒	人类疾病	是否传染给人类
呼肠孤病毒科	dsRNA	金宝病毒	急性呼吸道疾病	是
		普劳病毒	急性呼吸道疾病	是
		马六甲病毒	急性呼吸道疾病	是
弹状病毒科	ssRNA	狂犬病毒	急性致命脑炎	是
		欧洲蝙蝠狂犬病毒1	急性致命脑炎	是
		欧洲蝙蝠狂犬病毒2	急性致命脑炎	是
		杜文哈格病毒	急性致命脑炎	是
		伊尔库特病毒	急性致命脑炎	是
		库马西病毒	患者无疾病迹象	是

注：ssRNA 为单链 RNA，dsRNA 为双链 RNA。

资料来源：GONZALEZ V，BANERJEE A.Molecular, ecological, and behavioral drivers of the bat‐virus relationship[J].iScience，2022，25(8)：104779.

参考文献

[1] LAWRENCE P, ESCUDERO‐PÉREZ B. Henipavirus Immune Evasion and Pathogenesis Mechanisms：Lessons Learnt from Natural Infection and Animal Models[J]. Viruses, 2022, 14(5)：936.

[2] DEVNATH P, WAJED S, CHANDRA DAS R, et al. The pathogenesis of Nipah virus：A review[J]. Microb Pathog, 2022, 170：105693.

[3] ALAM A M. Nipah virus, an emerging zoonotic disease causing fatal encephalitis [J]. Clin Med (Lond), 2022, 22(4)：348－352.

[4] BRUNO L, NAPPO M A, FERRARI L, et al. Nipah Virus Disease：Epidemiological, Clinical, Diagnostic and Legislative Aspects of This Unpredictable Emerging Zoonosis[J]. Animals(Basel), 2022, 13(1)：159.

[5] GONZALEZ V, BANERJEE A. Molecular, ecological, and behavioral drivers of the bat‐virus relationship[J]. iScience, 2022, 25(8)：104779.

[6] GAZAL SABAHAT, SHARMA N, GAZAL SUNDUS, et al. Nipah and Hendra Viruses: Deadly Zoonotic Paramyxoviruses with the Potential to Cause the Next Pandemic[J]. Pathogens, 2022, 11(12): 1419.

[7] CHARLIER J, BARKEMA H W, BECHER P, et al. Disease control tools to secure animal and public health in a densely populated world[J]. Lancet Planet Health, 2022, 6(10): e812 – e824.

[8] POLLER B, TUNBRIDGE A, HALL S, et al. A unified personal protective equipment ensemble for clinical response to possible high consequence infectious diseases: A consensus document on behalf of the HCID programme[J]. J Infect, 2018, 77(6): 496 – 502.

[9] MCLEAN R K, GRAHAM S P. The pig as an amplifying host for new and emerging zoonotic viruses[J]. One Health, 2022, 14: 100384.

[10] TALUKDAR P, DUTTA D, GHOSH E, et al. Molecular Pathogenesis of Nipah Virus[J]. Appl Biochem Biotechnol, 2023, 19: 1 – 12.

第二十一章 出血与发热

——谈汉坦病毒

一、疾病分类及流行形势

老刘喜欢户外运动，尤其是钓鱼。春天到了，老刘常骑着自行车到郊外河边去钓鱼。有一天回到家，老刘突然发热了。他以为是感冒，没太在意，吃了两天感冒药不见好转，而且症状越来越重，忙到医院去看病。检查结果出来后，老刘一看吓一跳，得的是一种叫"肾综合征出血热"的病。什么是肾综合征出血热？它的病原体是什么？它又是怎样传播的呢？

肾综合征出血热（HFRS）是由汉坦病毒引起的。汉坦病毒颗粒呈圆形或卵圆形，直径为 75～210nm，有包膜，核酸类型为单负链RNA。3 个基因组片段表示为小（S）、中（M）和大（L），长度分别为 2.1kb、3.7kb 和 6.6kb，分别编码核蛋白（NP）、包膜糖蛋白 Gn 和 Gc，以及依赖于 RNA 的 RNA 聚合酶（RDRP）（图 21 – 1）。汉坦病毒的 NP 具有很强的免疫原性，可以刺激机体的体液免疫和细胞免疫。Gn 和 Gc 上均有中和抗原位点和血凝活性位点。汉坦病毒在自然界中由特定的啮齿动物宿主携带，可引起人类严重疾病，包括肾综合征出血热，以及汉坦病毒肺综合征（HPS），或称为汉坦病毒心肺综合征（HCPS）。HFRS 主要流行于亚洲和欧洲，由旧世界汉坦病毒引起。旧世界汉坦病毒包括汉滩病毒（又称原型汉坦病毒）、首尔病毒、普马拉病毒、多布拉伐病毒等。首尔病毒由于其携带者褐家鼠的广泛分布而在世界范围内传播。HPS 主要流行于美洲，由新世界汉坦病毒引起。新世界汉坦病毒包括安第斯病毒、辛诺柏病毒、Choclo 病毒等。

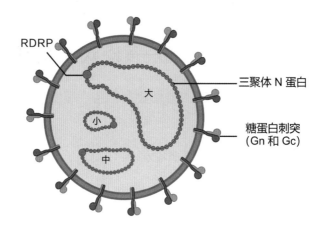

RDRP
三聚体 N 蛋白
大
小
中
糖蛋白刺突
(Gn 和 Gc)

图 21-1　汉坦病毒结构示意图

改自：D'SOUZA M H, PATEL T R. Biodefense Implications of New - World Hantaviruses [J]. Front Bioeng Biotechnol, 2020, 8：925. 西安交通大学医学部博士生黎欣宇绘图。

朝鲜战争(1950—1953)期间，数千名"联合国"士兵中出现一种病因不明的疾病，被称为"朝鲜出血热"或"流行性出血热"。1976年，在韩国几个地方捕获的黑线姬鼠肺部的抗原被证明可与朝鲜出血热患者血清抗体发生特异性反应。1978年病毒分离培养成功，病毒代表株为"汉坦病毒76-118株"，是以病毒发现地附近的汉坦河命名的。1987年国际病毒分类委员会将汉坦病毒属添加到布尼亚病毒科。1993年在美国西南部发现汉坦病毒可导致汉坦病毒心肺综合征。2017年布尼亚病毒科提升为布尼亚病毒目，汉坦病毒属被提升为汉坦病毒科。

肾综合征出血热和汉坦病毒心肺综合征是多宿主性的自然疫源性疾病，其发生和流行具有明显的地区性，这与宿主动物的分布与活动密切相关。该病的发生和流行也呈现出明显的季节性，春季和冬季是高发季节。在世界范围内，每年肾综合征出血热报告的病例超过 150 000 例，其中大多数出现在亚洲，特别是我国，由汉滩病毒和首尔病毒感染引起，俄罗斯和韩国也有报道。每年汉坦病毒心肺综合征报告人数较少，约为 300 例，其中大多数病例发生在南美洲，主要是巴西，大多数由辛诺柏病毒感染引起。美国、加拿大、智利、阿根廷等国也有病例报道。人类不是汉坦病毒的天然宿主，感染通常通过吸入啮齿动物的排泄物（如尿液、粪便和唾液）产生的含有病毒的气溶胶而发生，也有被啮齿动物咬伤后感染的报道。1996 年，阿根廷汉坦病毒心肺综合征暴发中安第斯病毒可能发生了人际传播。汉坦病毒仅对人类致病，啮齿动物宿主主要表现为慢性感染且无症状。旧世界汉坦病毒的啮齿动物宿主主要是鼠科的姬鼠属、家鼠属，以及仓鼠科的一些鼠类。新世界汉坦病毒的啮齿动物宿主主要是普通鹿鼠、拉布多拉白足鼠，以及生活在美洲的不同小鼠和大鼠。蝙蝠、猫、狗、兔子和猪中发现有汉坦病毒抗体阳性案例。动物捕猎者、林业工人、农民、哺乳动物学家、户外活动爱好者和军人感染汉坦病毒的风险较高，因为这些职业接触鼠类的机会较多。例如，军人在鼠类栖息地开展军事活动时，或者聚集在通风不良或缺少维护的防御系统（如战壕）中时，与鼠类接触机会增加，感染的风险也会增加，并且随着基础设施、卫生设施被战争破坏或损害而进一步加剧。日常生活中也有一些因为接触鼠而感染的案例。上文所述老刘感染的情况，可能就是因为在野外钓鱼过程中接触了被鼠尿或鼠粪污染的土壤、水源或物品。汉坦病毒是潜在的生物武器，新世界汉坦病毒比旧世界汉坦病毒更具威胁。

二、治疗与预防

汉坦病毒的主要靶细胞为血管内皮细胞。肾综合征出血热和汉坦病毒心肺综合征的共同特点是血管通透性增加，导致低血压、血小板减少和白细胞增多。初始症状也是相似的，包括突然发作的高热、头痛、不适、肌痛和其他流感样症状。肾综合征出血热的潜伏期一般为两周左右，起病急、发展快。典型病例具有三大主症，即发热、出血和肾损害。典型病程可分为五个不同的阶段：发热期、低血压期、少尿期、多尿期和恢复期。汉坦病毒心肺综合征患者因肺毛细血管渗漏综合征引起的肺水肿可迅速进展，导致呼吸功能障碍和休克。肾综合征出血热以肾衰竭和出血为主要特征，汉坦病毒心肺综合征以肺炎和心血管功能障碍为主要特征，也可表现为靶器官重叠（如肾综合征出血热病例的肺部疾病，重症汉坦病毒心肺综合征病例的肾衰竭）。免疫病理损伤在致病中可能起重要作用。汉坦病毒心肺综合征病死率（30%～50%）高于肾综合征出血热（约12%），是一种更严重的疾病。

治疗均以支持疗法为主。维持体液、电解质平衡及循环容量十分重要，需监测患者的体液状态、利尿量和肾功能。同时也要避免过度补液，尤其是对无尿和毛细血管渗漏的患者。有严重体液潴留或肾功能不全的肾综合征出血热患者有的需要透析治疗。如果存在广泛的血小板减少和出血，可以使用血小板输注。在汉坦病毒心肺综合征中，辅助供氧、有指征时的机械通气、液体管理和适当使用升压药至关重要。抗病毒药物利巴韦林（病毒唑）在我国已被用于肾综合征出血热的治疗。乳铁蛋白、法匹拉韦、凡德他尼、皮质类固醇、免疫疗法、单克隆抗体及多克隆抗体等疗效正在研究中。

人类对汉坦病毒普遍易感，但多呈隐性感染，仅少数人发病。感染后对机体起免疫保护作用的主要是由病毒包膜糖蛋白刺激机体产生的中和抗体、由核蛋白产生的特异性抗体，以及细胞免疫作用。肾综合征出血热病后可获稳定而持久的免疫力。

我国肾综合征出血热疫情比较严峻，全国所有省份均曾有病例报告。灭活疫苗为使用 vero 细胞生产的汉滩病毒和首尔病毒二价疫苗，作为国家扩大免疫规划的一部分予以提供，每年接种约 200 万剂。韩国的 Hantavax® 疫苗是一种由汉坦病毒在乳鼠脑中扩增制备的福尔马林灭活疫苗。病毒样颗粒疫苗、重组蛋白疫苗、病毒载体重组疫苗、基于核酸的分子疫苗等在研发中。

三、潜在生物恐怖制剂

美国疾病预防控制中心战略规划小组对可能引起人类疾病的潜在生物恐怖制剂（细菌、病毒、原生动物和毒素）进行分类（表21-1），汉坦病毒名列其中。

表21-1　潜在生物恐怖制剂分类

分类	定义	病原体及所致疾病
A	高优先级病原体：易于传播，死亡率高，可能对公共卫生产生重大影响，引起公众恐慌和社会混乱，公共卫生防范特别行动	炭疽芽孢杆菌（炭疽）
		肉毒梭菌（肉毒中毒）
		土拉热弗朗西丝菌（土拉菌病）
		鼠疫耶尔森菌（鼠疫）
		大天花病毒（天花）
		丝状病毒（埃博拉出血热、马尔堡出血热）
		沙粒病毒（拉沙热、马丘波病毒病）
		布尼亚病毒（克里米亚－刚果出血热、裂谷热）
		黄病毒（登革热）
B	第二优先级病原体：比较容易传播，发病率中等，死亡率较低，特别强化疾控中心诊断及监测能力	布鲁氏菌（布鲁氏菌病）
		产气荚膜梭菌（坏疽和食物中毒）
		沙门菌（沙门菌病）
		大肠杆菌O157：H7（出血性结肠炎）
		痢疾杆菌（痢疾）
		鼻疽伯克霍尔德菌（鼻疽）
		类鼻疽伯克霍尔德菌（类鼻疽）
		鹦鹉热衣原体（鹦鹉热）
		贝纳柯克斯体（Q热）
		霍乱弧菌（霍乱）

续表

分类	定义	病原体及所致疾病
		球孢子菌（球孢子菌病）
		金黄色葡萄球菌（食物中毒，葡萄球菌肠毒素 B）
		普氏立克次体（斑疹伤寒）
		甲病毒（脑炎）
		杯状病毒（胃肠炎）
C	第三优先级病原体：可能被改造造成大规模传播的新发病原体，易于获得，易于改造和传播，发病率和死亡率较高，可能对公共卫生产生重要影响	耐多药结核分枝杆菌（结核病）
		尼帕病毒（脑炎）
		汉坦病毒（肾综合征出血热、汉坦病毒心肺综合征）
		基孔肯亚病毒（关节炎）
		SARS 相关冠状病毒（呼吸综合征）
		高致病性流感病毒（呼吸综合征）
		黄热病毒（肌痛）

资料来源：OLIVEIRA M, MASON - BUCK G, BALLARD D, et al. Biowarfare, bioterrorism and biocrime: A historical overview on microbial harmful applications[J]. Forensic Sci Int, 2020, 314：110366.

参考文献

[1] KUHN J H, SCHMALJOHN C S. A Brief History of Bunyaviral Family Hantaviridae[J]. Diseases, 2023, 11(1)：38.

[2] BROCATO R L, HOOPER J W. Progress on the Prevention and Treatment of Hantavirus Disease[J]. Viruses, 2019, 11(7)：610.

[3] OLIVEIRA M, MASON - BUCK G, BALLARD D, et al. Biowarfare, bioterrorism and biocrime: A historical overview on microbial harmful applications[J]. Forensic Sci Int, 2020, 314：110366.

[4] PARKES L O, NGUYEN T T, LONGTIN J, et al. A Cluster of Three Cases of Hantavirus Pulmonary Syndrome among Canadian Military Personnel[J]. Can J Infect Dis Med Microbiol, 2016, 2016：2757969.

［5］　D' SOUZA M H, PATEL T R. Biodefense Implications of New – World Hantaviruses［J］. Front Bioeng Biotechnol, 2020, 8：925.

［6］　AVŠIČ – ŽUPANC T, SAKSIDA A, KORVA M. Hantavirus infections［J］. Clin Microbiol Infect, 2019, 21S：e6 – e16.

［7］　郑张琦，林启晗，杜珊珊，等. 我国肾综合征出血热流行现状与预防控制［J］. 热带病与寄生虫学，2024，22(3)：129 – 132，139.

第二十二章 大 流 行

——谈新型冠状病毒

一、新型冠状病毒的特点及治疗

1931 年，禽传染性支气管炎病毒是第一个被发现的冠状病毒。1966 年和 1967 年，第一批人类冠状病毒 HCoV – 229E 和 HCoV – OC43 被发现。2002—2003 年，严重急性呼吸综合征冠状病毒（SARS – CoV）出现，导致 8000 多例病例（病死率约为 10%）。由于其发生的人与人之间的传播主要在症状出现后，严格的公共卫生措施（包括旅行限制和感染患者隔离）成功地将国际传播控制在有限的感染场所。此后，又鉴定出 HCoV – NL63 和 HCoV – HKU1。HCoV – 229E、HCoV – OC43、HCoV – NL63 和 HCoV – HKU1 通常每年循环一次，只引起轻微的上呼吸道症状。自 2012 年以来，第二种高致病性冠状病毒中东呼吸综合征冠状病毒（MERS – CoV）出现，导致 2500 多例病例（病死率约为 36%）。该病毒起源于蝙蝠，并在单峰驼中建立了一个储存库。2019 年底出现的严重急性呼吸综合征冠状病毒 2（SARS – CoV – 2，简称新冠病毒）也可能从蝙蝠或尚未确定的中间宿主中溢出后，迅速在人群中传播。新冠病毒以上呼吸道和下呼吸道组织为目标，即使在症状出现之前也会发生有效的人际传播。临床表现从无症状、轻度感染到急性肺炎不一。新冠病毒导致的 2019 冠状病毒病（COVID – 19，简称新冠肺炎）疫情于 2020 年 3 月被世界卫生组织宣布为"大流行"。2023 年 5 月 5 日，世界卫生组织宣布新冠肺炎疫情不再构成"国际关注的突发公共卫生事件"。截至 2024 年 2 月,新冠肺炎疫情导致全球约 7 亿人感染,其中 700 多万人死亡。

新冠病毒有包膜,呈圆形或椭圆形,直径 60 ~ 140nm,单正链 RNA,具有 5 个必需基因,分别编码核蛋白(N)、包膜蛋白(E)、基质蛋白(M)和刺突蛋白(S)4 种结构蛋白及依赖于 RNA 的 RNA 聚合酶。新冠病毒变异株包括阿尔法、贝塔、伽玛、德尔塔和奥密克戎等。病毒进入呼吸道后侵入下肺叶,感染肺泡上皮细胞、血管内皮细胞和肺泡巨噬细胞。感染后潜伏期 1 ~ 14 天,多为 3 ~ 7 天。以发热、干咳、乏力为主要表现,部分患者可有鼻塞、流涕、咽痛、嗅觉及味觉减退或丧失、结膜炎、肌痛和腹泻等症状。重症患者多在发病 1 周后出现呼吸困难和(或)低氧血症,严重者可快速进展为急性呼吸窘迫综合征、脓毒症休克、难以纠正的代谢性酸中毒和出凝血功能障碍,以及多器官功能衰竭等。多数患者预后良好,少数患者病情危重。

抗病毒药物大大减少了相关并发症和死亡率。在免疫功能正常的宿主中,病毒复制峰值发生在症状发作前后,并持续 5 ~ 7 天,这是给予抗病毒药物的机会之窗。因此,在门诊对感染者进行早期、快速诊断以及及时使用口服药物至关重要。抗病毒药物主要靶向参与病毒生命周期或发病机制的蛋白质,包括:①依赖于 RNA 的 RNA 聚合酶抑制剂;②病毒蛋白酶抑制剂。几种已上市药物的主要特征见表 22 - 1。

二、新冠病毒检测

诊断方法要求简单、快速、准确、高效、价格合理,以及用户体验良好。目前的诊断方法一种是核酸检测,如逆转录定量聚合酶链反应(RT - qPCR)和逆转录环介导等温扩增,其中 RT - qPCR 因高灵敏度和特异性成为金标准;另一种是基于免疫学方法,检测患者标本中是否存在特异性抗原或抗体，例如酶联免疫吸附测定、侧流测定、化学发光免疫测定和中和测定。此外，基于传感器或成簇规律间隔短回文重复(CRISPR)的方法也在不断开发(表22-2)。

表 22-1　靶向参与新冠病毒生命周期和(或)发病机制的
蛋白质的药物主要药理学特征

药物名称	药物类别	给药途径和给药方案	最常见的不良反应
瑞德西韦	核苷类似物	静脉；第 1 天 200mg，然后 100mg，每日 1 次	腹泻、皮疹、肾功能损害、低血压
莫诺拉韦	核苷类似物	口服；800mg，每日 2 次	腹泻、恶心、头晕、胚胎－胎儿毒性；男性治疗期间和最后一次给药后 3 个月内需要避孕
奈玛特韦/利托那韦	蛋白酶抑制剂	口服；300mg 奈玛特韦加 100mg 利托那韦，每日 2 次	味觉障碍、腹泻、高血压、肌痛、过敏、肝毒性

注：药物使用请遵医嘱。

资料来源：AIELLO T F, GARCÍA - VIDAL C, SORIANO A. Antiviral drugs against SARS - CoV -2[J]. Rev Esp Quimioter, 2022, 35(Suppl 3)：10 - 15.

三、几种疫苗的数据分析

辉瑞公司和莫德纳公司开发了编码新冠病毒刺突蛋白的 mRNA 疫苗，而强生公司则开发了基于腺病毒载体的疫苗。自美国紧急批准疫苗管理以来，临床试验的大量参与者以及普通人群都显示出安全性。临床试验结果显示，在预防严重和有症状新冠病毒感染方面，辉瑞和莫德纳疫苗有效性分别为 95% 和 94.1%，强生疫苗的有效性为 85.4%。我国也有灭活疫苗、腺病毒疫苗、亚单位疫苗等多款新冠疫苗上市，均起到了很好的保护作用。表 22-3 对比了几种较早上市的国外疫苗的临床试验结果及作用机制。

表 22 - 2　新冠病毒检测方法及其属性特点

	方法	标本类型	灵敏度、检测限与检测时间	优势	局限性
核酸检测法	逆转录定量聚合酶链反应	鼻咽、口咽拭子或痰	95% ~ 100%，100 ~ 500 拷贝/反应，4 小时	高灵敏度和特异性（金标准）	需要昂贵的设备和训练有素的工作人员，在病毒载量低的样品中给出错误的结果
	微滴数字聚合酶链反应	鼻咽拭子、痰	94%，11.1 ~ 123.2 拷贝/反应，5 小时	准确检测病毒载量低的样本中的病毒，减少假阴性结果	昂贵且耗时
	逆转录环介导等温扩增	鼻咽、口咽拭子或唾液	93.5% ~ 97.5%，100 ~ 200 拷贝/反应，30 分钟	低成本、快速且高度特异性	敏感性取决于病毒载量，一些样本给出中间结果
	基于序列测定的方法	鼻咽拭子	99%，4.08 ng/μl，24 小时	可以确定病毒的来源和突变	昂贵，不适合大规模测试使用。测定错误因临床样本中的海量读数或低病毒载量而发生
免疫学方法	酶联免疫吸附测定	血液/血清	80% ~ 85.7%，1.953 ~ 500 ng/ml，5 小时	可以检测最近或以前暴露于病毒；确定危重患者的潜在血清供体	开发此检测方法需较长时间，免疫不直接指示感染的存在，不低下人群的检测结果与个体的免疫力相关

续表

方法		标本类型	灵敏度、检测限与检测时间	优势	局限性
免疫学方法	侧向流动测定	鼻咽拭子、唾液	84%,0.65ng/ml,15~30分钟	快速、体积小,不需要专用设备	在病毒载量低的样品中给出假阴性结果,需要优化
	化学发光免疫测定	血液/血清	IgM为73.3%,IgG为76.7%；10AU/ml;40分钟	快速,消耗少量试剂	昂贵,结果的准确性因疾病的时期而异
	中和测定	人上皮细胞	95%~100%,无,3~5天	对疫苗开发至关重要	测试必须在3级生物安全柜中进行
新兴技术	CRISPR技术	鼻咽拭子	80%~97.1%,10~100拷贝/反应,30~60分钟	快速而简单,不需要昂贵的设备	病毒突变会导致错误的结果
	生物传感器	鼻咽拭子	99%,1~10拷贝/反应,10分钟	快速、经济、高效,可提供实时测量	使用少量分析物时产生较小响应
	基于纳米传感器	鼻咽拭子	100%,0.18ng/μl,20~60分钟	高灵敏度和稳定性,简单,低分析物量即足够,检测精度高	昂贵,需要进一步临床试验

资料来源：ALHAMID G, TOMBULOGLU H, RABAAN A A, et al. SARS-CoV-2 detection methods: A comprehensive review[J]. Saudi J Biol Sci, 2022,29(11):103465.

表22-3 辉瑞、莫德纳和强生公司新冠疫苗的主要临床试验简介

疫苗	主要临床试验	作用机制
辉瑞疫苗	(1)3期试验于2020年7月27日开始,有超过43 000名参与者,于2020年11月18日结束; (2)结果显示,对预防严重新冠病毒感染(定义为需要住院治疗)的有效性为95.0%; (3)美国食品药品监督管理局(FDA)于2020年12月11日批准了辉瑞疫苗的紧急使用授权; (4)2021年8月23日,FDA全面批准该疫苗在美国使用	辉瑞和莫德纳疫苗有类似的作用机制。该疫苗含有核苷修饰的mRNA,可编码病毒刺突糖蛋白,并以脂质纳米颗粒递送。该疫苗目标是引发B细胞和T细胞对刺突蛋白的反应。将有效脂质纳米颗粒递送系统与避免干扰素相关基因早期激活的修饰核苷酸结合使用,是该疫苗有助于其功效的独特特征
莫德纳疫苗	(1)3期试验于2020年7月开始; (2)试验显示,预防有症状感染的有效性为94.1%; (3)FDA于2020年12月18日批准莫德纳疫苗的紧急使用授权	
强生疫苗	(1)3期试验于2020年9月7日开始,有44 000名参与者; (2)试验显示,对中度新冠病毒感染的有效性为66.1%,对严重感染的有效性为85.4%,且参与者中没有住院或死亡; (3)FDA于2021年2月27日批准强生疫苗的紧急使用授权	一种重组和复制能力不全的人类腺病毒26型载体疫苗,表达新冠病毒刺突抗原。腺病毒通常引起类似于普通感冒的症状,并作为病毒载体。腺病毒26型的复制基因被删除,无法在人体内复制并引起感染,因此只是将编码新冠病毒刺突的基因递送到人体细胞中的可行方法

资料来源:PATEL R, KAKI M, POTLURI V S, et al. A comprehensive review of SARS-CoV-2 vaccines:Pfizer, Moderna & Johnson & Johnson[J]. Hum Vaccin Immunother,2022,18(1):2002083.

参考文献

[1] V' KOVSKI P, KRATZEL A, STEINER S, et al. Coronavirus biology and replication: implications for SARS – CoV – 2[J]. Nat Rev Microbiol, 2021, 19(3): 155 – 170.

[2] AIELLO T F, GARCÍA – VIDAL C, SORIANO A. Antiviral drugs against SARS – CoV – 2[J]. Rev Esp Quimioter, 2022, 35(Suppl 3): 10 – 15.

[3] ALHAMID G, TOMBULOGLU H, RABAAN A A, et al. SARS – CoV – 2 detection methods: A comprehensive review [J]. Saudi J Biol Sci, 2022, 29 (11): 103465.

[4] PATEL R, KAKI M, POTLURI V S, et al. A comprehensive review of SARS – CoV – 2 vaccines: Pfizer, Moderna & Johnson & Johnson[J]. Hum Vaccin Immunother, 2022, 18(1): 2002083.

第二十三章　一个世纪的流行

——谈流感病毒

一、流行 100 年

正黏病毒科包含7个属，即4个流感病毒属和3个非流感病毒属。3个非流感病毒属很少引发人类疾病。4个流感病毒属中，丁型流感病毒感染猪和牛；丙型流感病毒引起轻微的局部疾病暴发；乙型流感病毒通常广泛传播，但造成中等或低死亡率，通常在年轻人中流行；甲型流感病毒可引起人类流感大流行并与高死亡率相关。甲型流感病毒呈球形，有包膜，直径为 80～120nm，基因组总长度是 13 600bp，为分节段的单负链 RNA（有 8 个 RNA 片段）。病毒体包膜上镶嵌有两种刺突，即血凝素（HA）和神经氨酸酶（NA）。血凝素可与人及多种动物红细胞表面的受体结合引起血细胞凝集，特异性抗体可以抑制凝集。迄今已鉴定出 18 种血凝素和 11 种神经氨酸酶。依赖于 RNA 的 RNA 聚合酶的高错误率，以及合并感染期间 RNA 片段的重组为甲型流感病毒提供了进化能力，并促进其在新宿主之间的循环。病毒能在鸡胚羊膜腔和尿囊腔中增殖，也可在多种细胞系中培养，易感动物为雪貂。病毒抵抗力较弱，对温度、干燥、日光、紫外线等物理因素，以及乙醚、甲醛等化学因素敏感。病毒传播迅速，多呈季节性流行。除感染人类以外，还可以感染禽、猪、马等动物。感染通常为呼吸道局部感染，不引起病毒血症。传染源主要是患者，其次为隐性感染者，感染的动物亦可传染人。主要传染途径是病毒经飞沫、气溶胶通过呼吸道在人间传播，人群普遍易感。据估计，全世界每年约有 30 万例与流感相关的呼吸道疾病死亡病例，撒哈拉以南非洲和东南亚地区与流感相关的区域死亡率较高。流感还造成巨大的经济负担，如美国每年与流感流行相关的经济成本（含直接医疗成本和间接成本）平均为 11.2 亿美元，其中间接成本远高于直接医疗成本。

　　1918 年的"西班牙流感"大流行是由一种始祖甲型 H1N1 流感病毒引起的。随后的 1957 年、1968 年和 2009 年的 3 次大流行是由 1918 年病毒的后代引起的，这些病毒通过重组获得了一个或多个基因。图 23 - 1 中，彩色水平线反映了每次大流行后发生的季节性流感年度流行的年份。1977 年，1957 年以前的人类 H1N1 病毒重新出现。因此，1977 年至 2009 年，人类 H3N2 流感病毒与 1918 年人类季节性 H1N1 病毒谱系共同传播。2009 年，该病毒谱系被新的猪源 H1N1 2009 年大流行病毒谱系所取代。此后，该新病毒谱系与 H3N2 流感病毒共同在人类中传播。

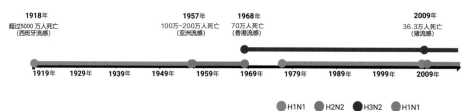

图 23 - 1　过去 100 年的流感大流行

改自：TAUBENBERGER J K，KASH J C，MORENS D M. The 1918 influenza pandemic：100 years of questions answered and unanswered［J］. Sci Transl Med, 2019，11（502）：eaau5485. 西安交通大学医学部博士生黎欣宇绘图。

二、临床表现及并发症

　　季节性流感的临床表现从无症状感染、伴有或不伴发热的无并发症上呼吸道症状，到可导致严重疾病的并发症不一（表 23 - 1）。全身体征和症状通常突然出现，如发热、寒战、肌痛、不适和头痛，并伴有呼吸道症状，如干咳、咽痛和流鼻涕。儿童可出现恶心、呕吐、腹泻和腹痛等胃肠道症状。流泪、结膜炎、畏光和眼球运动疼痛等眼部症状较少见。皮疹不常见。对于大多数人来说，无并发症流感的体征和症状通常在 3～7 天后消退，但咳嗽和不适可以持续 2 周以上，尤其是在老年人和慢性肺病患者中。

表 23-1 与流感相关的并发症

部位	并发症	注意事项
上呼吸道及耳部	中耳炎、腮腺炎、鼻窦炎、喉气管支气管炎	中耳炎、腮腺炎和喉气管支气管炎在儿童中比在成人中更常见
下呼吸道	细支气管炎、支气管炎、反应性气道疾病、肺炎、呼吸衰竭和急性呼吸窘迫综合征	细支气管炎在幼儿中比在成人中更常见
心脏	心肌梗死、心肌炎、心包炎、心力衰竭	流感可促使冠状动脉疾病患者发生心肌梗死或心力衰竭，导致致命的危重疾病
消化系统	肝炎、胰腺炎和严重急性腹痛	肝衰竭很少见
肌肉骨骼	肌炎、横纹肌溶解症和骨筋膜室综合征	严重的肌炎（比目鱼肌和腓肠肌）可发生在学龄儿童，肌红蛋白尿可引起急性肾损伤
肾	急性肾损伤和肾衰竭	会发生重症肺炎
神经系统	脑病、脑炎、脑膜脑炎、发热性惊厥、脑血管意外、横贯性脊髓炎、急性脱髓鞘性脑脊髓炎、水杨酸暴露的瑞氏综合征及吉兰-巴雷综合征	脑病和脑炎在幼儿中更常见，有完全恢复、留下后遗症或致命结果等不同情况；瑞氏综合征在没有水杨酸暴露的儿童中很少见；吉兰-巴雷综合征罕见
合并感染	肺炎、呼吸机相关肺炎、气管炎和脑膜炎	侵入性细菌、病毒和真菌合并感染可导致严重疾病和致命结果
其他部位	慢性疾病加重、脱水、败血症、中毒性休克综合征、败血症样综合征、婴儿猝死、早产或流产	患有慢性疾病的所有年龄段的人都可能经历基础疾病的恶化（如成人慢性阻塞性肺疾病加重、哮喘恶化或心力衰竭）

资料来源：UYEKI T M, HUI D S, ZAMBON M, et al. Influenza［J］. Lancet, 2022, 400（10353）：693-706.

三、检测及治疗

流感病毒的检测包括抗原检测、抗体检测及核酸检测，病毒分离是微生物学检测的金标准，见表 23 - 2。

表 23 - 2　流感的检测方法

方法	原理	准确性*	评价
快速抗原检测（10 ~ 15 分钟出结果）	用抗体检测流感病毒抗原，使用横向流动免疫测定或快速免疫荧光测定，通常连接数字分析装置	低至中等敏感性（40% ~ 80%），高特异性	能够检测和区分甲型与乙型流感病毒感染；使用分析装置的测试灵敏度更高；可即时检测；多重检测可以检测和区分新冠病毒和甲、乙型流感病毒
快速分子检测（15 ~ 40 分钟出结果）	应用核酸扩增技术检测流感病毒RNA，需要一台带有嵌入式分析设备的小型仪器	高敏感性（> 95%），高特异性（>99%）	能够检测和区分甲型与乙型流感病毒感染；一些检测方法可用于即时检测；多重检测可以检测和区分新冠病毒、甲型与乙型流感病毒，一些检测方法也可检测呼吸道合胞病毒
分子检测（45 ~ 80 分钟出结果，某些试验长达 4 ~ 6 小时）	核酸扩增法检测流感病毒 RNA，一些分析需要复杂的仪器、分析前核酸提取和下游分析	高敏感性（> 95%），高特异性（>99%）	能够检测和区分甲型与乙型流感病毒感染；必须在经认证的临床实验室或公共卫生实验室进行，需要合格的实验室人员；多重检测可检测和区分新冠病毒、甲型与乙型流感病毒，一些多重检测还可以识别甲型流感病毒亚型和其他呼吸道病毒及细菌病原体

续表

方法	原理	准确性[*]	评价
免疫荧光测定（1～4小时出结果）	抗体免疫荧光染色法检测流感病毒抗原，需要收集上呼吸道细胞及使用荧光显微镜	中等敏感性，高特异性	能够检测和区分甲型与乙型流感病毒感染；必须在经认证的临床实验室或公共卫生实验室进行，需要合格的实验室人员；灵敏度取决于样品的制备；不太常用
病毒培养（1～10天出结果）	利用组织细胞培养分离活流感病毒	高敏感性，高特异性	能够检测和区分甲型与乙型流感病毒感染；需要适合的实验室条件和合格的工作人员；壳瓶细胞培养可在1～3天内出结果，标准组织细胞培养需要3～10天

注：*准确性是与RT-PCR相比，阴性结果并不一定排除流感病毒感染，结果应结合流感流行情况、被测人群的体征和症状、基础医疗条件、标本来源和检测方法的特征（敏感性和特异性）进行分析。

资料来源：UYEKI T M，HUI D S，ZAMBON M，et al. Influenza[J]. Lancet, 2022, 400（10353）：693-706.

抗流感病毒的药物种类较多，见表23-3。

表23-3 治疗流感的抗病毒药物

药物	作用机制	注意事项
奥司他韦（口服混悬液或胶囊）	抑制流感病毒神经氨酸酶，阻断子代病毒粒子从受感染的呼吸道上皮细胞释放	在通用配方中广泛使用，对乙型流感病毒的效果可能较低
扎那米韦（吸入粉末）		可及性不如奥司他韦；慢性气道疾病患者禁用，因为会增加支气管痉挛的风险
帕拉米韦（静脉）		可及性不如奥司他韦
巴洛沙韦（口服混悬液或胶囊）	抑制病毒聚合酶，阻止病毒在受感染细胞中的复制	与5天奥司他韦的临床获益相似，单次给药后显著降低上呼吸道流感病毒RNA浓度，对乙型流感病毒感染的疗效优于奥司他韦

资料来源：UYEKI T M，HUI D S，ZAMBON M，et al. Influenza[J]. Lancet, 2022, 400（10353）：693-706.

建议每年接种流感疫苗，因为免疫力会随着时间的推移而减弱，而且流行的流感病毒之间存在抗原漂移和转变，需要每年更新疫苗抗原。全世界使用的大多数流感疫苗都是使用在鸡蛋中繁殖、经福尔马林灭活的流感病毒生产的，抗原呈分裂或亚基，不含佐剂。基于血凝素含量进行标准化，大多数疫苗含有每种血凝素抗原各 15 μg。全世界大多数流感疫苗是四价疫苗，含甲型 H1N1 病毒株pdm09 毒株、甲型 H3N2 病毒株，以及乙型流感病毒的维多利亚和山形谱系的代表毒株组分。三价疫苗含有 2 种甲型流感病毒株和 1 种乙型流感病毒株组分。

参考文献

[1] TAUBENBERGER J K, KASH J C, MORENS D M. The 1918 influenza pandemic：100 years of questions answered and unanswered[J]. Sci Transl Med, 2019, 11(502)：eaau5485.

[2] UYEKI T M, HUI D S, ZAMBON M, et al. Influenza[J]. Lancet, 2022, 400 (10353)：693 - 706.

[3] PANTALEO G, CORREIA B, FENWICK C, et al. Antibodies to combat viral infections：development strategies and progress[J]. Nat Rev Drug Discov, 2022, 21(9)：676 - 696.

[4] DUNNING J, THWAITES R S, OPENSHAW P J M. Seasonal and pandemic influenza：100 years of progress, still much to learn[J]. Mucosal Immunol, 2020, 13(4)：566 - 573.

第二十四章　黄疸与发热

——谈黄热病毒

一、病毒历史久远

黄热病是一种人类和其他灵长类动物的急性病毒性疾病，由黄热病毒所致，经蚊子特别是埃及伊蚊传播。黄热病毒属于黄病毒科黄热病毒属。黄病毒科包括 50 多种节肢动物传播的病毒（虫媒病毒）。黄热病毒是第一种被证实由节肢动物传播引发疾病的病毒。其他重要的对人类致病的虫媒病毒包括登革病毒、乙型脑炎病毒、西尼罗河病毒、寨卡病毒和蜱传脑炎病毒等。黄热病毒因对肝细胞的损伤导致人体皮肤和黏膜呈黄色（黄疸），以及典型临床表现为发热而得名。黄热病在非洲、中美洲和南美洲热带地区流行。人类抗击黄热病具有悠久的历史，见表 24-1。

表 24-1　人类抗击黄热病的历史事件时间表

时间	里程碑式事件
1500 年前	非洲出现了黄热病毒流行毒株
17—19 世纪	17 世纪初首次描述与黄热病相符的疫情。大西洋奴隶贸易将该病带到加勒比海和美洲的殖民领土，病毒向整个大陆传播，导致南美洲的地方性动物传播周期。该疾病还到达西班牙、葡萄牙及大西洋的一些岛屿（如加那利群岛）。国际海上贸易商船在疾病的传播中也扮演了重要角色，并延续到 20 世纪
1881 年	卡洛斯·胡安·芬利在古巴皇家科学院提出了蚊子传播黄热病的理论
19 世纪末	黄热病在西半球和西非沿海地区盛行

续表

时间	里程碑式事件
1901 年	美国医生沃尔特·里德被任命领导在古巴哈瓦那的研究小组，确认黄热病通过蚊子传播
1903 年	巴西首席卫生官奥斯瓦尔多·克鲁兹发起控制黄热病传播的卫生运动。他的卫生政策是清除蚊子滋生地以控制黄热病，因而拆除了城市大部分地区（主要是低收入社区）的许多住宅。这导致居民在里约热内卢周围的山上建起很多定居点，后来成为贫民窟，延续至今
1927 年	从一名名叫阿西比的加纳人血液中分离出了第一种黄热病毒毒株——阿西比毒株；从一名名叫玛雅利的黎巴嫩－叙利亚男子身上分离出了第二种黄热病毒毒株——玛雅利毒株
1930—1937 年	南非医生马克斯·泰勒等发表文章描述了使用鸡胚和阿西比毒株研制出 17D 黄热病减毒活疫苗。17D 疫苗是病毒在小鼠胚胎组织、非人灵长类动物血清和鸡胚中进行了 176 次传代获得的。法国巴斯德研究所的莱格雷和塞拉德使用与马克斯·泰勒类似的方法制备出玛雅利毒株减毒活疫苗（称为法国疫苗）
1938 年	17D 疫苗在不使用人血清的情况下显示出高免疫原性，并在蚊子体内显示出丧失嗜神经性、嗜脏器性等能力后获得许可。17D 疫苗在西半球和英国大规模应用，而法国疫苗在法国和法国殖民地广泛应用
1951 年	马克斯·泰勒因开发黄热病疫苗而获得诺贝尔生理学或医学奖
1982 年	法国疫苗因其神经嗜性的问题而停产
2017 年	WHO 宣布了消除黄热病流行战略。建议在疾病流行地区提高免疫覆盖率，生产足量的疫苗以保证在疫情暴发时有足够的供应
2022 年	17D 疫苗仍在使用，全球已接种超过 8.5 亿剂

资料来源：TUELLS J, HENAO - MARTÍNEZ A F, FRANCO - PAREDES C. Yellow Fever: A Perennial Threat[J]. Arch Med Res, 2022, 53(7): 649 - 657.

二、流行及传播

目前，黄热病仍然是南美洲热带地区和撒哈拉以南非洲地区一些地方存在的主要公共健康威胁，主要分布在全世界 47 个国家（其中 34 个在非洲，13 个在中美洲和南美洲）。非洲报告了大多数病例，每年约 20 万例病例，其中 3 万例死亡。在过去 10 年中，旅行者中的病例数量有所增加，如 2015 年在安哥拉罗安达市暴发的疫情中有 11 名中国公民患病；巴西疫情期间来自法国、丹麦等 7 个国家的 10 余名旅行者患病。

　　黄热病毒是虫媒病毒的一种。虫媒病毒传播涉及两种生态和两类宿主的循环：地方性动物疫情周期（通常也称为森林周期）和人类放大周期（通常也称为城市周期）。人畜共患病病毒〔如西尼罗河病毒（WNV）和西方马脑炎病毒（WEEV）〕以多种野生动物为宿主，溢出后感染人类（图 24 – 1A）。委内瑞拉马脑炎病毒（VEEV）则在家养动物中进行二次扩增（图 24 – 1B），这增加了在农业环境中病毒对人类的溢出效应。一些医学上十分重要的病毒，包括基孔肯亚病毒（CHIKV）、登革病毒（DENV）、寨卡病毒（ZIKV）和黄热病毒（YFV）则利用人类作为直接扩增宿主（图 24 – 1C），导致地方性和（或）流行性传播，有时甚至暴发严重流行。

三、临床表现及防治

　　黄热病的临床症状通常出现在被带毒蚊子叮咬后的 3 ~ 6 天。病毒首先在叮咬部位复制，后传播到淋巴结，随后传播到肝、脾、骨髓、肾和心脏，但很少传播到大脑；相反，它主要表现出嗜内脏亲和力。如同其他黄病毒（如登革病毒和乙型脑炎病毒），大多数感染者无症状，出现症状的患者通常发病突然，表现为发热、肌肉疼痛，特别是背痛、头痛、颤抖、食欲不振、恶心或呕吐。常见结膜和面部充血，以及发热时相对心动过缓。约 15% 的有症状患者病情在短暂缓解 2 ~ 24 小时后以更严重的形式复发。黄热病的危险性在

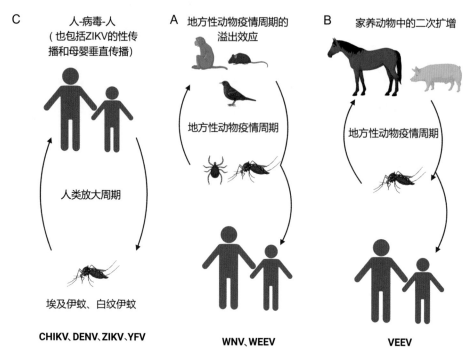

图 24 - 1　虫媒病毒传播周期和传播方式

改自：WEAVER S C，FORRESTER N L，LIU J，et al. Population bottlenecks and founder effects：implications for mosquito – borne arboviral emergence［J］. Nat Rev Microbiol，2021，19(3)：184 – 195. 西安交通大学医学部博士生黎欣宇绘图。

于其最初的临床表现是非特异性的，但随后可能在几天内出现暴发性病程，因此早诊断十分重要。

　　无并发症黄热病的治疗是基于支持性的临床管理。在轻度疾病中，对乙酰氨基酚用于治疗发热、肌痛和背痛的症状，患者可以在家中进行治疗。由于存在胃肠道出血和血小板抑制的风险，尤其是在黄热病临床上与登革热无法区分的疾病早期，应避免使用水杨酸盐和非甾体抗炎药。发展为严重黄热病的危险因素包括年龄较大、糖尿病和病毒载量高等。死亡的主要原因是严重胃肠道出血、癫痫持续状态、严重代谢性酸中毒、胰腺和多器官衰竭。对肝性脑病或动脉血氨水平 >70μmol/L 的患者使用抗惊厥药物，静脉注射质子泵抑制剂以预防胃肠道出血，以及早期建立血浆置换是有效的治疗措施。与其他虫媒病毒相似，黄热病有症状感染与无症状感染的比例为1：（7～12）。西非人感染病例是南美洲人的4倍，然而该病在美洲的死亡率可高达40%，而在西非为20%。非洲这种较低的死亡率可能是由于病毒长期进化所选择的遗传因素。

目前所有可用的黄热病疫苗都是来自17D谱系的减毒活疫苗。该疫苗病毒存在2个亚株——17DD和17D-204，分别从第195代和第204代培养物中获得，两者序列同源性为99.9%。2个亚株都被用于通过在鸡胚中培养病毒来制备疫苗，但这种疫苗制备工艺在可能的疫情暴发期间不能迅速扩产。黄热病疫苗以单剂量0.5ml皮下注射，可获终身免疫。黄热病疫苗相关嗜内脏疾病及黄热病疫苗相关神经系统疾病是两种严重不良反应，机制尚不清楚，报告率分别为0.3/10万和0.8/10万。疫苗接种仍是黄热病预防的关键。世界卫生组织倡导针对47个国家（其中34个在非洲，13个在中美洲和南美洲）建立应急机制。消除黄热病流行战略于2017年开始实施，旨在10年（2017—2026）内将疫苗产量增加到14亿剂，以保护面临风险的人群，遏制疫情暴发，防止国际传播。人类不是黄热病毒的唯一储存者，并且100%的疫苗接种覆盖率是不可行的，因此病毒还可能继续零星地传给人类。

参考文献

[1] TUELLS J, HENAO - MARTÍNEZ A F, FRANCO - PAREDES C. Yellow Fever：A Perennial Threat[J]. Arch Med Res, 2022, 53(7)：649 - 657.

[2] WHO. Eliminate Yellow fever Epidemics(EYE)：a global strategy, 2017—2026 [J]. Wkly Epidemiol Rec, 2017, 92(16)：193 - 204.

[3] WILDER - SMITH A. Yellow Fever in Travelers[J]. Curr Infect Dis Rep, 2019, 21(11)：42.

[4] CHANG G J, CROPP B C, KINNEY R M, et al. Nucleotide sequence variation

of the envelope protein gene identifies two distinct genotypes of yellow fever virus [J]. J Virol, 1995, 69(9): 5773 - 5780.

[5] WEAVER S C, FORRESTER N L, LIU J, et al. Population bottlenecks and founder effects: implications for mosquito - borne arboviral emergence[J]. Nat Rev Microbiol, 2021, 19(3): 184 - 195.

[6] VAN LEUR S W, HEUNIS T, MUNNUR D, et al. Pathogenesis and virulence of flavivirus infections[J]. Virulence, 2021, 12(1): 2814 - 2838.

[7] 杨秀惠, 严延生. 黄热病的防控研究进展[J]. 中国人兽共患病学报, 2017, 33(10): 853 - 858.

第二十五章　天花的"亲戚"

——谈猴痘病毒

一、回望天花

天花是一种令人恐惧的传染病，曾导致数百万人死亡，许多人毁容。天花可能起源于美索不达米亚（古希腊对两河流域的称谓，两河指幼发拉底河与底格里斯河），从那里传播到埃及。保存在开罗博物馆的、公元前 1145 年死亡的拉美西斯五世的木乃伊上有类似天花的瘢痕。随后，天花在雅典、印度，以及亚洲、欧洲、非洲、美洲的很多地方流行。到 18 世纪中叶，除澳大利亚外，天花已成为世界各地的主要地方病。到 19 世纪末，一种温和一些的天花——小天花，出现在美洲和南非，其死亡率要低得多。天花蔓延给人类造成了巨大的痛苦，这种疾病在 19 世纪一直是人们关注的焦点，比如 1838 年一年伦敦有记录的死于天花的人数就有 3817 人。1914 年，麦考利在他的《英格兰史》中写道："天花一直存在，在教堂的墓地堆满了患天花死亡者的尸体。对那些还没有感染的人，持续的恐惧折磨着他们。那些感染后仍活着的人身上被留下可怕的痕迹，把婴儿变成一个让母亲发抖的怪物，把订婚少女的眼睛和脸颊变成令人恐惧的对象。"

天花由天花病毒引起，有两种类型：一种是大天花病毒引起的重症天花。这是一种危及生命的疾病，死亡率为 30%。另一种是小天花病毒引起的小天花，死亡率低于 1%。天花病毒通过呼吸道进入人体，引起病毒血症，随后在口腔和皮肤上出现特征性病变。18

世纪末，英国格洛斯特郡乡村医生爱德华·詹纳观察到农场工人们似乎对天花免疫，他推测这是先前感染牛痘的结果。牛痘可以在手臂和手臂之间接触传播，这使他发明了一种疫苗接种方法。1796年5月14日，他用挤奶女工萨拉·尼尔梅斯手上的牛痘病变材料给一个名叫詹姆斯·菲普斯的农场男孩接种疫苗。1798年，他公布了他的论文《天花疫苗的因果关系调查》。1801年，詹纳预言道："天花是人类最可怕的祸害，疫苗接种的最终结果必然是消灭天花。"值得庆幸的是，180年后詹纳的预言成真。

1958年，苏联的日达诺夫教授在世界卫生组织第十一届大会上力促根除天花。1959年世界卫生组织在第十二届大会上决定启动全球消灭天花规划，并在1966年的第十九届大会上开始为此规划拨款（每年240万美元）。世界卫生组织强化消灭天花规划战略行动计划（1967—1980年）内容包括：使用冻干疫苗的大规模疫苗接种运动，发展监测系统以发现和调查病例，动员所有国家都参与，等。此时，天花还在巴西、印度尼西亚、撒哈拉以南非洲，以及巴基斯坦、印度、孟加拉国和尼泊尔等印度次大陆国家流行。到1980年5月8日，在第三十三届世界卫生大会上，世界卫生组织宣布全球消灭天花（图25-1）。这是一个伟大的成就，是人类历史上第一种也是至今唯一一种被消灭的传染病。这中间疫苗起着决定性作用，也有医务工作者的卓越贡献。正如世界卫生组织前总干事哈夫丹·马勒在《纪念消灭天花三十周年》的讲话中所述："为什么可由此上溯至少3000余年的历史上最长的病毒传播链条之一（指天花），却在印度洋的某个小小码头上一朝崩解？最终有赖于成千上万名矢志不渝的卫生工作者，他们驾驶吉普车，跨坐驴背，搭乘渔船，甚至凭双脚步

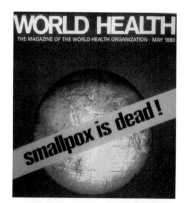

图25-1　WHO的杂志封面上写着"天花已死!"

行，穿越丛林和大漠，深入边远山区的游牧部落，接触贫民窟酷暑下的街头流浪者。毫不夸张地说，他们的足迹遍布天涯海角。"

二、谈谈猴痘

　　猴痘病毒属痘病毒科正痘病毒属。痘病毒是体积最大、结构最复杂的病毒。正痘病毒属除了猴痘病毒，还包括天花病毒、牛痘病毒、骆驼痘病毒等。在系统发育学上，猴痘病毒包括中非（分支Ⅰ）和西非（分支Ⅱ）两个分支，分支Ⅰ较分支Ⅱ的致病性更强（即10%对1%～5%的病死率）。人类猴痘感染的临床表现与天花有许多相似之处（表25–1），但通常温和得多。感染潜伏期长短不同，随后出现1～5天的前驱症状，包括发热、寒战、盗汗、头痛、疲劳、背痛、乏力，以及颈部、腋窝和（或）腹股沟区域淋巴结肿大、压痛。感染者还可能出现咽喉痛（急性扁桃体炎）、咳嗽，以及口腔、结膜或生殖器黏膜的溃疡。随后出现天花样皮肤病变，这是人猴痘感染最常见的症状。皮疹最初出现在面部和躯干，通常会累及掌跖表面，在随后的1～2周，经历黄斑、丘疹、水疱和脓疱4个阶段，最终发展为特征性的脐状隆起、结痂，结痂的病变组织仍具有传染性。感染进一步可累及内脏，引发肺炎、蜂窝织炎、结膜炎、睑缘炎、角膜炎、败血症和脑炎等。在非猴痘流行的国家，生殖器或肛门直肠受累是猴痘皮肤感染的一个标志，特别是在男同性恋人群中。人类猴痘症状通常是轻微的，很少发生严重症状和死亡。根据世界卫生组织的报告，在2022年猴痘疫情大规模暴发之前，非洲以外报告的任何病例中均未发生死亡。2022年5月7日至10月5日，在100多个非流行国家的6.8万例病例中也仅发生13例死亡。但是，人类猴痘临床表现在2024年的疫情中发生了明显变化。据世界卫生组织报告，2024年1月至8月中旬，全球报告人类猴痘病例数超过1.56万例，其中死亡病例达537例。8月14日，世界卫生组织宣布，猴痘疫情构成"国际关注的突发公共卫生事件"。

表 25 - 1　猴痘与天花的比较

特征	猴痘	天花
病原体	猴痘病毒，双链 DNA 病毒，痘病毒科	天花病毒，双链 DNA 病毒，痘病毒科
动物宿主	有	无
传播途径	与流行地区的外来动物接触，与受感染的人接触	微滴
天花疫苗的保护	部分	是
疫苗可用性	是	是
潜伏期	5~21 天	10~14 天
前驱期的发热	是	是
淋巴结病	是（下颌下、颈部和舌下区域）	否
皮疹分布	离心（80%）或向心（20%）	离心
病灶深度	浅表	深部
病变的形态	单形（80%）或多形（20%）	单形
手掌受累	是	是

资料来源：SAH R，MOHANTY A，HADA V，et al. The Emergence of Monkeypox：A Global Health Threat[J]. Cureus，2022，14(9)：e29304.

三、猴痘的发现及流行

猴痘是一种人畜共患疾病。猴痘这个名字其实并不恰当，因为树栖非洲啮齿动物，包括冈比亚鼠、绳松鼠和红腿太阳松鼠是病毒的自然宿主，而猴子和其他灵长类动物被认为是意外宿主。猴痘病毒通过密切接触、呼吸道传播，或通过污染物间接传播。2022 年的疫情中，欧洲和美国的大多数病例都没有涉及流行地区的旅行，病例主要出现在男同性恋人群，因此也可能有性传播途径（表 25 - 2）。人体在接种天花疫苗后可以对天花终身免疫，对猴痘感染也有 85%

的交叉保护效果。2003年美国猴痘暴发期间，多人直接或间接接触感染猴痘病毒的草原土拨鼠而无临床症状，可能就是他们30年前曾经接种的天花疫苗起到了保护作用。

表 25－2 猴痘病毒相关事件时间轴

时间	事件
1958 年	猴痘病毒在1958年夏秋两季被发现，是导致圈养食蟹猴两次暴发非致命性天花样皮肤病的病原体。这些食蟹猴是丹麦哥本哈根一家研究所从新加坡进口的，当时被用于脊髓灰质炎疫苗的生产和研究
1959—1964 年	美国(1959年和1962年)和荷兰鹿特丹的动物园(1964年)报道在圈养猴群中发现猴痘病毒
1970 年 9 月	第1例人类猴痘病例报告。患者为一名刚果民主共和国的9个月大的男孩，随后康复，但2个月后得麻疹死亡
1970—1979 年	中非和西非共报告47例人类猴痘病例
1996—1997 年	刚果民主共和国发现344例聚集性病例，此后疫情时有发生。2005年以后，每年该国报告的病例超过1000例
2003 年 5 月	美国暴发人类猴痘疫情。疫情由从加纳进口的、作为异国宠物出售的啮齿动物引发，这些动物被饲养在土拨鼠附近，土拨鼠又被作为宠物出售。第1例病例为威斯康星州的一名3岁女孩，她于5月13日被一只宠物土拨鼠咬伤，随后被确诊为猴痘。此次疫情中病例超过71例
2017 年	尼日利亚暴发人类猴痘疫情，报告176例病例
2018 年	从尼日利亚前往英国、以色列和新加坡旅游的4人成为首批从非洲输出的人类猴痘病例，由此可见在全球范围内传染病在新的地区流行中旅行者所起的作用
2022 年	2022年5月7日，英国一名从尼日利亚返回的旅行者出现人类猴痘。至2022年10月5日，在100多个非猴痘流行的国家中有超过6.8万例病例

资料来源：[1]SAIED A A, DHAWAN M, METWALLY A A, et al. Disease History, Pathogenesis, Diagnostics, and Therapeutics for Human Monkeypox Disease：A Comprehensive Review [J]. Vaccines（Basel），2022，10(12)：2091.

[2]ELSAYED S, BONDY L, HANAGE W P. Monkeypox Virus Infections in Humans[J]. Clin Microbiol Rev，2022，35(4)：e0009222.

四、猴痘的防治

猴痘为自限性疾病，与大多数病毒感染一样，支持性护理是猴痘临床管理的支柱，患者通常在几周后不经特殊治疗即可自行恢复，一些抗病毒药物已被用于治疗严重病例。用于治疗人类猴痘感染的主要药物是特考韦瑞，它可以抑制病毒蛋白 VP37，而 VP37 可介导高尔基体衍生脂质"包膜化"和细胞内正痘病毒颗粒的胞吐作用。该药最初于 2018 年 7 月被美国食品药品监督管理局批准用于治疗成人和儿童的生物战相关人类天花感染。西多福韦和布林西多福韦均可抑制病毒 DNA 聚合酶，也可用于治疗猴痘病毒感染。

猴痘疫苗包括三代产品。第一代疫苗为冻干小牛淋巴衍生减毒活疫苗，商品名为 Dryvax，用于预防天花，可预防 85% 的猴痘病毒。但自 1980 年 WHO 宣布天花病毒灭绝以来，就没有人再接种天花疫苗。在停止接种天花疫苗 40 年后，猴痘病毒可能有机会占据天花病毒以前所占据的免疫生态位。第二代疫苗是细胞系 ACAM2000 活痘苗，从与 Dryvax 相同的毒株中克隆，在 vero 细胞系中培养而成。第三代疫苗 MVA‑BN 是一种复制缺陷的修饰安卡拉痘苗病毒，美国称为 JYNNEOS，加拿大称为 IMVAMUNE，欧洲称为 IMV-ANEX。在美国，ACAM2000 仅被批准用于预防天花，而 JYNNEOS 于 2019 年被批准用于预防天花和猴痘，JYNNEOS 被认为是预防猴痘暴露前和暴露后使用的最安全的疫苗。世界卫生组织建议使用 JYNNEOS 或 ACAM2000 来预防猴痘。另一种名为 LC16m8 的猴痘疫苗在日本获批使用。

参考文献

[1]　GEDDES A M. The history of smallpox[J]. Clin Dermatol, 2006, 24(3)：152‑157.

［2］ POLAND G A, KENNEDY R B, TOSH P K. Prevention of monkeypox with vaccines: a rapid review［J］. Lancet Infect Dis, 2022, 22(12): e349 - e358.

［3］ MARRAHA F, AL FAKER I, CHAHOUB H, et al. Monkeypox 2022 Outbreak: How Alarming Is the Situation? Epidemiological and Clinical Review［J］. Clin Pract, 2023, 13(1): 102 - 115.

［4］ SHAH S, FULMALI D. Monkeypox: Treatment, Vaccination, and Prevention ［J］. Cureus, 2023, 15(1): e33434.

［5］ LETAFATI A, SAKHAVARZ T. Monkeypox virus: A review ［J］. Microb Pathog, 2023, 176: 106027.

［6］ SINGHAL T, KABRA S K, LODHA R. Monkeypox: A Review［J］. Indian J Pediatr, 2022, 89(10): 955 - 960.

［7］ UPADHAYAY S, ARTHUR R, SONI D, et al. Monkeypox infection: The past, present, and future［J］. Int Immunopharmacol, 2022, 113(Pt A): 109382.

［8］ SAH R, MOHANTY A, HADA V, et al. The Emergence of Monkeypox: A Global Health Threat［J］. Cureus, 2022, 14(9): e29304.

［9］ SAIED A A, DHAWAN M, METWALLY A A, et al. Disease History, Pathogenesis, Diagnostics, and Therapeutics for Human Monkeypox Disease: A Comprehensive Review［J］. Vaccines (Basel), 2022, 10(12): 2091.

［10］ ELSAYED S, BONDY L, HANAGE W P. Monkeypox Virus Infections in Humans［J］. Clin Microbiol Rev, 2022, 35(4): e0009222.

［11］ HATMAL M M, AL - HATAMLEH M A I, OLAIMAT A N, et al. Comprehensive literature review of monkeypox［J］. Emerg Microbes Infect, 2022, 11(1): 2600 - 2631.

第二十六章　全球劫难

——谈艾滋病病毒

一、艾滋病的发现及流行形势

1981年6月，美国疾病预防控制中心主办的《发病率与死亡率周刊》刊出文章，报告了一组在洛杉矶男同性恋者中发生的肺孢子菌肺炎的病例。类似罕见的、危及成人和儿童生命的疾病，在美国之外的国家和地区也陆续被发现，这是艾滋病大流行的前兆。艾滋病（AIDS）是人类历史上患病人数和死亡人数最多的传染病之一，人类免疫缺陷病毒（又称艾滋病病毒，HIV）是其病原体。联合国艾滋病规划署估计，从发现至今的40余年里，全球已有7000多万人感染HIV，其中3270万人死亡。20世纪80年代初，美国国立卫生研究院（NIH）病毒学家罗伯特·加洛、哈佛大学病毒学家迈伦·艾塞克斯、法国巴斯德研究所微生物学家吕克·蒙塔尼耶和弗朗索瓦丝·巴尔－西诺西等发表了一系列重要论文，对这种病毒进行鉴定、分析和命名。HIV研究中出现过很多里程碑式的事件，见表26-1。

表 26 - 1　HIV 时间线

时间	事件
20世纪20年代	与猴免疫缺陷病毒之间的相似性表明，该疾病可能在20世纪20年代在刚果民主共和国的金沙萨开始出现
1981年	在血友病患者、海洛因使用者和男同性恋者中首次发现卡波西肉瘤综合征和病毒导致的机会感染，同时引发了社会对该疾病的污名化

时间	事件
1982 年	该疾病被命名为获得性免疫缺陷综合征（艾滋病），病例见于美洲、欧洲、大洋洲和亚洲，疾病的传播途径明确
1984 年	鉴定出 HIV 是艾滋病的病原体
1985 年	发现齐多夫定是抗 HIV 可行药物的首个证据。22 个月后，该药获批准用于临床治疗
1993 年	美国疾病预防控制中心根据每微升血液中 $CD4^+T$ 淋巴细胞数重新定义了 HIV 感染的诊断标准
1995 年	美国食品药品监督管理局批准治疗 HIV 感染的首个蛋白酶抑制剂沙奎那韦，促使高效抗逆转录病毒疗法兴起
1995—1998 年	在泰国进行的对重组 HIV 包膜糖蛋白（gp120）疫苗的临床试验结果令人失望
2010	第一项针对暴露前预防的随机试验表明，每日使用一定剂量的抗病毒药物可以降低未感染者发生感染的概率
2011 年	"柏林病人"接受携带 CCR5Δ32 突变供体的骨髓移植后，体内不再携带 HIV
2012 年	美国食品药品监督管理局批准 Truvada（舒发泰）用于暴露前预防
2016 年	病毒抑制剂可将男同性恋者的病毒传播风险有效降低，"无法检测＝无法传播"的观点受到重视。但同时也出现首例尽管采用暴露前预防但仍感染 HIV 的案例报道
2020 年	"伦敦病人"在接受异体造血干细胞移植 30 个月后不再携带 HIV，提高了治愈艾滋病的可能性

资料来源：SHEBA AGARWAL‐JANS. Timeline：HIV［J］. Cell，2020，183（2）：550.

HIV 呈球形，直径为 100～120nm，核衣壳为二十面体，有包膜。病毒颗粒表面刺突为包膜糖蛋白 gp120 和跨膜蛋白 gp41。病毒颗粒中含有 2 条相同的单正链 RNA，以及逆转录酶、蛋白酶和整合酶。病毒有 HIV‐1 和 HIV‐2 两个型，艾滋病主要由 HIV‐1 引起。病毒主要存在于 HIV 感染者及艾滋病患者的血液、精液、阴道分泌物、乳汁等当中，可经性途径(包括异性性行为、同性性行为)、血液途径(包括共用针具静脉注射、不规范介入性医疗操作和文身等)、母婴途径(包括经胎盘、分娩和哺乳)传播。在世界范围内，性传播是艾滋病传播的主要途径。近年来，我国新报告 HIV 感染者中 95% 以上通过性途径感染。不安全性行为是导致艾滋病性传播的主要原因，感染艾滋病风险较大的不安全性行为包括没有保护的男性同性性行为、非固定性伴侣性行为、有偿性行为等。艾滋病不会通过握手、拥抱、共餐、礼节性亲吻等日常生活接触传播。根据联合国艾滋病规划署报告：截至 2020 年底，全球存活 HIV 感染者有 3770 万，其中 170 万是 0~14 岁的儿童。84% 的 HIV 感染者知道自己的感染状况，在知道自己感染状况的人群中有 87% 的人正在接受治疗，在接受治疗的人群中有 90% 的 HIV 感染者病毒载量得到抑制。2020 年全球有 2750 万人接受抗逆转录病毒治疗，约为 2010 年 780 万人的 3.5 倍。2020 年新发 HIV 感染者为 150 万人，与 2010 年的 210 万相比下降约 29%。每周全球约有 5000 名 15~24 岁的年轻女性感染 HIV。重点人群(如性工作者、注射吸毒者、男男性行为者、跨性别女性及性工作者的客户)及其性伴侣的感染占全球 HIV 新发感染的 65%。在撒哈拉以南的非洲地区，有 39% 的新发感染发生在重点人群及其性伴侣中；而在其他地区，有 93% 的新发感染发生在重点人群及其性伴侣中。全球艾滋病相关死亡人数近年来有明显下降(图 26-1)。

二、致病机制及治疗

病毒首先感染黏膜组织中的 CD4$^+$T 淋巴细胞，然后通过淋巴细胞系统传播。HIV RNA 水平在几天后可检测到，随后呈指数级增长，几周后达到峰值，此时适应性免疫反应可在一定程度上抑制病毒。由于病毒迅速逃逸，HIV 抗体反应基本无效。病毒水平维持在

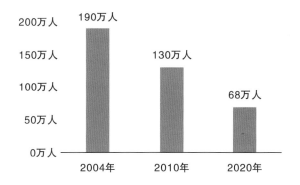

图 26 - 1　全球艾滋病相关死亡人数变化趋势

改自：联合国艾滋病规划署.2021 年全球艾滋病防治进展报告发布［EB/OL］.［2021 - 07 - 15］.https：//mp.weixin.qq.com/s/GthA7dq7ZR24KvfWXEDWmA.

一个相对稳定的状态（平衡点），反映着病毒 - 宿主复杂的相互作用。HIV 感染导致的 $CD4^+T$ 淋巴细胞的损伤引发免疫缺陷和慢性炎症。成人 $CD4^+T$ 淋巴细胞数通常为 500 ~ 1600/μl。当 $CD4^+T$ 淋巴细胞数下降到 <350/μl，由多种细菌、病毒、真菌导致的感染性疾病的风险快速增加。$CD4^+T$ 淋巴细胞数 <100/μl 时，会出现更严重的疾病。HIV 感染相关免疫缺陷使得卡波西肉瘤、某些淋巴瘤和浸润性宫颈癌的患病风险大幅度增加。美国疾病预防控制中心根据 HIV 感染、$CD4^+T$ 淋巴细胞数 <200/μl 或者艾滋病诱发并发症来定义艾滋病。

目前采用的高效抗逆转录病毒疗法，或称抗逆转录病毒疗法（ART），是一种联合使用核苷类逆转录酶抑制剂、非核苷类逆转录酶抑制剂、蛋白酶抑制剂、整合酶抑制剂及穿入抑制剂的方法，作用于病毒生活史的多个阶段。HIV 感染者初始口服 ART 的几种推荐方案见表 26 - 2。

表 26－2　HIV 感染者初始口服 ART 的几种推荐方案

治疗方案和剂量	频率	备注
比克替拉韦/FTC/TAF（50mg/200mg/25mg）	每日 1 次，单一复方片剂	可作为初始治疗方案
多替拉韦（50mg） ＋TAF/FTC（25mg/200mg）或 ＋TDF/FTC（300mg/200mg）或 ＋TDF/3TC（300mg/300mg）	每日 1 次 每日 1 次，单一复方片剂 每日 1 次，单一复方片剂 每日 1 次，每种药物各 1 片	可作为初始治疗方案
多替拉韦/3TC（50mg/300mg）	每日 1 次，单一复方片剂（常在使用其他 3 药抗逆转录病毒治疗方案完成 12 周导入期后使用）	
雷特格韦（600mg） ＋TAF/FTC（25mg/200mg）或 ＋TDF/FTC（300mg/200mg）或 ＋TDF/3TC（300mg/300mg）	每日 1 次，每次 2 片 每日 1 次，单一复方片剂 每日 1 次，单一复方片剂 每日 1 次，每种药物各 1 片	

注：FTC 为恩曲他滨，TAF 为丙酚替诺福韦，TDF 为替诺福韦，3TC 为拉米夫定。不良反应见药物说明书。

表中治疗方案仅供参考。具体治疗方案请遵医嘱。

资料来源：MICHAEL S SAAG. HIV Infection－Screening, Diagnosis, and Treatment[J]. N Engl J Med, 2021, 384(22)：2131－2143.

目前，长效治疗的策略和方法已经开始使用。2023 年 10 月 26 日，我国批准葛兰素史克产品万凯锐®（通用名称：卡替拉韦注射液）与强生公司产品瑞卡必®（通用名称：利匹韦林注射液）联合使用，用于治疗已达到病毒学抑制的 HIV－1 感染者。此长效注射治疗方案可代替每日口服药物，实现每个月或每两个月给药 1 次，也是我国批准的首个完整的 HIV－1 长效注射治疗方案。

三、暴露前后的预防

目前还没有针对 HIV 的疫苗上市，抗病毒治疗在一定程度上可以预防艾滋病的传播，即以治疗为预防。暴露前预防（PrEP）是指暴露于高感染风险前服用特定的抗病毒药物以降低 HIV 感染风险。2019 年 10 月，美国食品药品监督管理局批准吉利德科技公司生产的达可挥®用于 HIV 的暴露前预防，该药每片含 200mg FTC、25mg TAF。2024 年 1 月，该药在我国获批使用。2021—2023 年，中国性病艾滋病防治协会和中国疾病预防控制中心性病艾滋病预防控制中心联合在 23 个省份的 24 个示范区城市开展了暴露前预防模式探索项目。至 2023 年 2 月，累计有 5500 人启动了暴露前预防服药，其中男同性恋者占 98%，男同性恋者是暴露前预防最主要的目标人群。

暴露后预防（PEP）是指暴露于高感染风险后，及早（不超过 72 小时）服用特定的抗病毒药物以降低 HIV 感染风险。根据中国疾病预防控制中心性病艾滋病预防控制中心 2020 年 11 月发布的《艾滋病病毒暴露后预防技术指南（试用）》内容，PEP 药物为以下三联药物：TDF 300mg（每日 1 片）/FTC 200mg 或 3TC 300mg（每日 1 片）/拉替拉韦钾 400mg（每次 1 片，每日 2 次）或多替拉韦钠片 50mg（每日 1 片）。根据相关数据统计，从 2022 年 11 月 1 日至 2023 年 9 月 30 日，全国共有 471 家门诊为 15 952 人次提供了暴露后预防，其中异性多性伴侣者 10 608 人次（占比 66.5%），男同性恋者 3416 人次（占比 21.4%），注射吸毒者 11 人次（占比 0.1%），其他人群 1917 人次（占比 12.0%）。完成暴露后 1 个月或 3 个月任一次 HIV 检测随访者为 7784 人次。随访发现 HIV 抗体阳转 3 例，HIV 阳转率约为 0.04%（3/7784）。

参考文献

[1]　The Lancet. 40 years of HIV/AIDS: a painful anniversary[J]. Lancet, 2021, 397(10290): 2125.

［2］　SHEBA AGARWAL－JANS. Timeline：HIV［J］. Cell, 2020, 183（2）：550.

［3］　中国疾病预防控制中心性病艾滋病预防控制中心. 2020 年预防艾滋病最新核心信息［EB/OL］.［2020－11－30］. https：//ncaids. chinacdc. cn/zxzx/zxdteff/202011/t20201130_ 222996. htm.

［4］　DEEKS S G, OVERBAUGH J, PHILLIPS A, et al. HIV infection［J］. Nat Rev Dis Primers, 2015, 1：15035.

［5］　MICHAEL S SAAG. HIV Infection－Screening, Diagnosis, and Treatment［J］. N Engl J Med, 2021, 384（22）：2131－2143.

［6］　SPINNER C D, BOESECKE C, ZINK A, et al. HIV pre－exposure prophylaxis（PrEP）：a review of current knowledge of oral systemic HIV PrEP in humans ［J］. Infection, 2016, 44（2）：151－158.

［7］　中国病毒学论坛. 2021 全球艾滋病防治进展报告发布（附全文）［EB/OL］.［2021－07－22］. https：//www. 163. com/dy/article/GFGOJQ5M0511VCHN. html.

［8］　ORKIN C, ARASTEH K, GÓRGOLAS HERNÁNDEZ－MORA M, et al. Long－ActingCabotegravir and Rilpivirine after Oral Induction for HIV－1 Infection［J］. N Engl J Med, 2020, 382（12）：1124－1135.

［9］　万凯锐®和瑞卡必®在中国获批作为 HIV－1 长效注射治疗方案联合使用 ［EB/OL］.［2023－10－26］. https：//www. gsk－china. com/zh－cn/media/press－releases/hiv－vplusr/.

［10］　中国疾病预防控制中心性病艾滋病预防控制中心. 艾滋病病毒暴露后预防技术指南（试用）［EB/OL］.［2020－11－16］. https：//ncaids. chinacdc. cn/zxzx/zxzx/202011/t20201116_ 222780. htm.

［11］　张路坤, 王辉. 中国 HIV 暴露前预防用药专家共识（2023 版）［J］. 中国艾滋病性病, 2023, 29（9）：954－961.

［12］　姬薇. 达可挥新适应症在中国获批, 用于 HIV 暴露前预防用药［EB/OL］.［2024－01－10］. https：//baijiahao. baidu. com/s? id = 17876895514741 84187&wfr = spider&for = pc.

［13］　徐杰, 张广, 董薇. 我国艾滋病病毒暴露前后预防措施的推广应用［J］. 中国艾滋病性病, 2023, 29（11）：1167－1171.

第二十七章　非洲起源，欧洲暴发

——谈马尔堡病毒

一、马尔堡病毒与马尔堡病毒病

1967 年，在德国的马尔堡、法兰克福，以及南斯拉夫（今塞尔维亚）的贝尔格莱德等 3 个不同的地点，多名参与脊髓灰质炎疫苗开发和生产的工作人员患上了一种严重的新型疾病，这种疾病与从乌干达进口的非洲绿猴有关。随后，该疾病被命名为马尔堡病毒病（MVD），以德国城镇马尔堡命名，因为大多数的人类感染和死亡发生在那里。马尔堡病毒（MARV）为疾病病原体。该病毒属于丝状病毒科马尔堡病毒属，呈多形性，有圆形、U 形、棒状等，最常见的是丝状。病毒粒子直径约 80nm，长度差异很大，平均长度为790nm。表面嵌合有多个 5～10nm 长的刺突，刺突之间间隔 10nm左右。核酸为不分节段负链 RNA，基因组长约 19.1kb，编码核蛋白（NP）、糖蛋白（GP）、病毒蛋白 30（VP30）、病毒蛋白 24（VP24）、病毒蛋白 40（VP40）、病毒蛋白 35（VP35）及大蛋白（LP）等 7 种蛋白，见图 27 - 1。

蝙蝠是马尔堡病毒的自然宿主。病毒可通过蝙蝠排泄物或分泌物传播给人类，这也是大多数马尔堡病毒病暴发地与位于干旱林地的洞穴（天然或人工）和采矿地点有关的原因，因为这些洞穴和矿井内往往聚集着大量蝙蝠。1980 年在肯尼亚发生的疫情中，一名男性在访问基图姆洞穴后被感染。1987 年在肯尼亚发生的另一次疫情中，感染者是一名 15 岁的丹麦男孩，他在参观基图姆洞穴 7 天后被

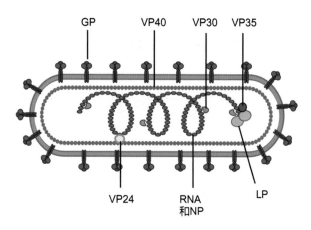

图 27 - 1　马尔堡病毒结构示意图

改自：ABIR M H, RAHMAN T, DAS A, et al. Pathogenicity and virulence of Marburg virus[J]. Virulence, 2022, 13(1)：609 - 633. 西安交通大学医学部博士生黎欣宇绘图。

感染。2007 年，一名美国人和一名荷兰人在乌干达的马拉马甘博森林蟒蛇洞穴旅行时感染。1998—2000 年发生在刚果民主共和国的疫情最初是由于金矿工人在杜尔巴村的采矿作业中被感染。2007 年，在乌干达卡曼桑加地区，有 4 名矿工在采矿作业中被感染。

马尔堡病毒可以在其宿主(蝙蝠)间通过直接接触、性行为或叮咬传播。人类和非人灵长类动物可以通过直接接触蝙蝠或食用被病毒污染的水果而感染。非人灵长类动物到人类之间的传播是由于人类食用森林猎物或直接接触而发生的，人与人之间以及非人灵长类动物与非人灵长类动物之间可以通过直接接触和气溶胶传播(图27 - 2)。此处所述的"非人灵长类动物"常为绿猴。绿猴是灵长目猴科绿猴属动物，成年个体体重 4 ~ 8kg，体长 450 ~ 500mm，全身都覆盖着厚厚的金黄色带绿色的皮毛，这是其名称的来源。蝙蝠感染病毒后没有症状或者只有轻微的症状(称为亚临床症状)，但绿猴和人类感染后可能发生严重的甚至致死的疾病。

从 1967 年至今共记录了 14 起马尔堡病毒病暴发，共 480 例人类感染，其中 378 人死亡(死亡率接近 80%)。疫情发生在东非(肯

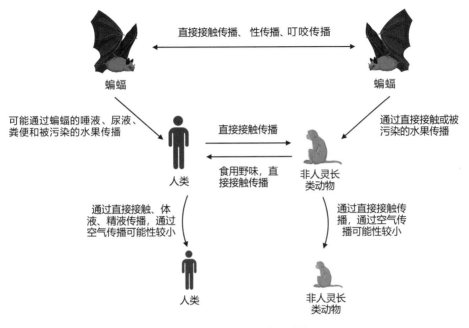

图 27－2　马尔堡病毒的传播

改自：ABIR M H，RAHMAN T，DAS A，et al. Pathogenicity and virulence of Marburg virus [J]. Virulence，2022，13(1)：609－633. 西安交通大学医学部博士生黎欣宇绘图。

尼亚和乌干达)、中非(刚果民主共和国)和南部非洲(安哥拉和津巴布韦)，或从东非输出到其他国家。此外，实验室感染的个案病例也有报道。病毒感染后有 7～11 天的潜伏期，随后突然开始发病。第一阶段包括高热、疲劳、腹痛、严重体重减轻、严重恶心、呕吐、水样腹泻和厌食，严重头痛、肌痛、寒战也是常见症状。初始阶段的末期通常以结膜炎、言语障碍和咽炎为特征。特征性斑丘疹可能出现在不同的身体部位(多见于颈部、背部和腹部)，这是丝状病毒感染的一个显著特征。第二阶段表现为持续的高热和其他症状，如呼吸急促(呼吸困难)、水肿、神经系统症状(如意识模糊、脑炎、易激惹、谵妄等)。大多数患者出现出血症状，如黏膜出血、黑便、瘀斑、血性腹泻、内脏出血性胸腔积液、静脉穿刺部位不受控制的渗漏及呕血等，这一阶段通常也被称为马尔堡出血热。第三阶段一般从第 13 天开始，一直持续到病程中的第 20 天及以后。严重的代谢紊乱，包括抽搐和严重脱水，导致多器官功能障碍和无尿。神经系统症状持续存在，肌痛、疲惫、出汗、皮疹和继发感染是这个阶段的明显特征，关节痛、肝炎等是常见并发症。此阶段出现两种不同的结果：要么致命，要么患者进入长期的恢复期。死亡通常发生在症状出现后 8～16 天，休克和多器官衰竭通常是死亡的主要原因。目前尚无获得许可的抗病毒药物或疫苗使用，治疗依赖于支持治疗，预防主要是避免与感染者或受污染材料直接接触。

二、德国和南斯拉夫的疫情

1967 年 8 月，德国马尔堡和法兰克福首次暴发马尔堡病毒病疫情，29 人出现临床症状，其中 7 人死亡。发病前，所有病例都接触过经英国伦敦从乌干达进口的一种非人灵长类动物——非洲绿猴，或接触过非洲绿猴的衍生组织。马尔堡的疫情发生在一家脊髓灰质炎疫苗制造公司的实验室人员中，他们在建立原代绿猴细胞培养时被感染，患者被送入当地医院后又引发了院内感染。法兰克福的疫情涉及在德国政府机构中负责脊髓灰质炎疫苗安全测试的实验室工作人员，在患者的治疗、病理检查过程中也发生了院内感染。这两起疫情经常被报道，但发生在南斯拉夫贝尔格莱德的类似疫情却常被忽略。

1967 年 7 月 18 日至 8 月 1 日，贝尔格莱德一家病毒学及疫苗研究机构——托拉克研究所通过德国经销商从乌干达进口了三批非人灵长类动物，每批货物为 100 只非洲绿猴，其中第一批和第三批经由英国伦敦的航线运达，到达时间分别是 7 月 18 日和 8 月 1 日；第二批经由德国慕尼黑的航线运达，到达时间为 7 月 23 日。三次运输中总共有 12 只绿猴死亡，其余 288 只按照每批绿猴分配一个房间的方法进行隔离。在隔离期间绿猴的死亡率异常高：第一批中死亡率为 46%（46/99），第二批中死亡率为 21%（20/95），第三批中死亡率为 32%（30/94）。

8 月 25 日，来自托拉克研究所的一名 45 岁、经验丰富的兽医被指派在手术室中对第三批中的两只死亡绿猴进行尸检。这名兽医工作时使用橡胶手套和其他防护措施，包括棉质实验服、橡胶围裙、橡胶靴外套塑料袋、帽子和头巾、双层外科口罩、防护镜，以及 3 层一次性手套（这 3 层手套是准备在离开工作区域后、离开准备室后和进入淋浴室前依次摘掉的）。在将一块绿猴肝脏组织放入培养皿时，兽医无意中将绿猴的血液沾在了培养皿的外侧，但是他自己没有意识到这一点。离开手术室后，他脱下个人防护装备，洗手、消毒、淋浴，然后在没有手套的情况下拿起了培养皿。随后，在注意到自己的手掌上有血迹后，他立即向有关机构报告了这一事件，但在随后的 6 天内拒绝接受监测。8 月 30 日，这名兽医还参加了另外一次对绿猴的尸检。9 月 1 日，这名兽医开始发病，起初症状为发热和寒战，随后的住院病程出现进行性、复杂的多系统疾病，包括大量腹泻、心肌炎、心包积液、严重的凝血功能障碍，以及神经系统症状和体征。患者接受了一名德国马尔堡病毒病幸存者的恢复期血浆进行治疗，以及其他支持治疗。其在疾病早期还使用了抗生素，这些抗生素虽然对改善临床表现作用不大，但可以降低继发性细菌感染的可能性。患者于 10 月 2 日出院（发病 32 天，其中住院 25 天）。兽医的妻子在他患病初期在家中照顾他，随后某天（9 月 4 日或 5 日），在实验室技术人员从其丈夫身上采集血液样本时，她接触过浸血的棉纱垫和亚麻布。她于 9 月 11 日开始发病，持续时间和严重程度都低于其丈夫，接受了类似于其丈夫的治疗方法，于 10 月 2 日出院（发病后第 22 天）。

进一步调查表明，这些来自乌干达的非洲绿猴是可能的疫情原因，上述三批绿猴也均被实施安乐死。马尔堡、法兰克福和贝尔格莱德的疫情至少有一个共同的联系，即受感染的绿猴都是从乌干达进口的。研究发现，与1967年疫情暴发有关的所有绿猴都通过乌干达恩德培的一个动物饲养站转移运输。血清学研究也表明，马尔堡病毒于1967年在乌干达非人灵长类动物（绿猴）中传播，并在这些非人灵长类动物（绿猴）被运往欧洲时传入欧洲。

如今，生物安全实验室建设已十分规范，德国兽医身上发生的事件再发生的可能性极小。马尔堡病毒的操作需在 BSL - 4 实验室中开展。BSL - 4 实验室适用于对能引起人或者动物非常严重疾病的生物因子的操作，这些生物因子可经气溶胶或不明途径传播，目前尚无有效的疫苗或治疗方法。BSL - 4 实验室一般是独立的建筑或处于完全隔离的区域，并且具有复杂的特殊通风装置和废弃物处理系统，以防止生物因子向环境扩散。实验室防护区内所有区域的室内气压为负压，实验室核心工作间的气压（负压）与室外大气压的压差值应不小于60Pa，与相邻区域的压差（负压）应不小于25Pa。除了马尔堡病毒，埃博拉病毒和克里米亚 - 刚果出血热病毒等也应在 BSL - 4 实验室中进行操作。

参考文献

[1] RISTANOVIĆ E S, KOKOŠKOV N S, CROZIER I, et al. A Forgotten Episode of Marburg Virus Disease: Belgrade, Yugoslavia, 1967 [J]. Microbiol Mol Biol Rev, 2020, 84(2): e00095 - 19.

[2] ABIR M H, RAHMAN T, DAS A, et al. Pathogenicity and virulence of Marburg virus[J]. Virulence, 2022, 13(1): 609 - 633.

第二十八章　蜱传出血热

——谈克里米亚－刚果出血热病毒

一、病毒及所致疾病

克里米亚－刚果出血热(CCHF)是一种严重的蜱传疾病，地理分布广泛，病死率为30%或更高，1944—1945年苏联在克里米亚半岛的军事人员中暴发该病后首次被系统描述。该病由克里米亚－刚果出血热病毒(CCHFV)感染引起，非洲、中东、亚洲及南欧和东欧均有病例报告。随着病媒璃眼蜱的分布范围不断扩大，又有新的人群面临感染风险。目前，没有获得许可的疫苗或特定的抗病毒治疗药物。

克里米亚－刚果出血热病毒为有包膜、负链RNA病毒，属于布尼亚病毒目内罗病毒科正内罗病毒属，三节段基因组被病毒核蛋白包被。病毒可以有效地感染多种动物，如野兔、小型啮齿动物、鸵鸟、水牛甚至犀牛等，但只有人类会患上严重的疾病。被蜱叮咬或处理和屠宰受感染的牲畜是人类感染病毒的主要途径。临床进展分为4个不同的阶段：潜伏期(第一阶段)较短，为1~3天，具体取决于接触途径。潜伏期过后，受感染的人可能会进展到出血前阶段(第二阶段)，其特征是非特异性症状，如发热、不适、肌痛和恶心，通常无法识别，但在护理患者时也可能造成院内或家庭内传播。随后，在感染后第一周迅速进展为出血性疾病(第三阶段)。这一阶段的疾病特征是不受控制的出血、肝损伤、炎症免疫反应。在严重情况下，出现弥散性血管内凝血、休克和死亡。在存活的患者中，感染后 10 ~ 14 天开始恢复，抗病毒免疫力逐渐形成（第四阶段）。

二、谨防职业感染

克里米亚 - 刚果出血热人际传播通常发生在医院环境中，医护人员是主要受影响人群。K. Tsergouli 等人研究发现，从 1953 年到 2016 年，在非洲、亚洲和欧洲的 20 个国家发现了 158 例已报道的克里米亚 - 刚果出血热院内感染病例。绝大多数病例均有症状（92.4%），总体病死率为 32.4%。绝大多数病例发生在医院门诊（92.0%），10 例（6.3%）发生在实验室（表 28 - 1）。大多数病例发生在医护人员中（86.1%），其次是来访者（12.6%）和住院患者（1.3%）。护理人员（44.9%）和医生（32.3%）是受影响最大的医护人员群体，其次是实验室工作人员（6.3%）。感染途径包括刺破皮肤（34.3%）、经皮肤接触（22.2%）、近距离暴露于气溶胶（18.2%）、间接接触（17.2%）及暴露于患者环境（8.1%）。因此在对患者进行护理和治疗期间，应采取标准的接触预防、屏障预防和空气传播预防措施。

表 28 - 1　实验室感染克里米亚 - 刚果出血热的案例

国家	年份	职业	感染途径	是否致命
俄罗斯	1968	技术员	离心和制备用于感染小鼠的血浆	否
俄罗斯	1970	技术员	一个装有含高活性病毒物质的烧瓶在离心机转子中破裂，可能通过气溶胶传播	是
埃及	1981	病毒学家	用口吸移液器操作从伊拉克带回的克里米亚 - 刚果出血热病毒分离株培养物	是
塞内加尔	1993	技术员	从受感染乳鼠脑制备抗原时暴露于气溶胶	否
塞内加尔	1993	技术员	在没有戴口罩的情况下，在开放的工作台上处理装过感染老鼠的笼子	否

国家	年份	职业	感染途径	是否致命
塞内加尔	1998	技术员	针刺伤	否
保加利亚	1999	技术员	在进行克里米亚－刚果出血热病毒鼠脑传代过程中被针头刺伤手部	否
伊朗	1999	技术员	直接接触被血液污染的标本	是
巴基斯坦	2000	技术员	未知	是
南非	2006	技术员	将各种标本分类并重新包装，存放到储存有克里米亚－刚果出血热患者样本的冰箱中。无特定暴露的记录	是

资料来源：TSERGOULI K，KARAMPATAKIS T，HAIDICH A B，et al. Nosocomial infections caused by Crimean－Congo haemorrhagic fever virus［J］. J Hosp Infect，2020，105（1）：43－52.

三、中亚地区流行形式

20 世纪 30 年代和 40 年代，在中亚地区出现了第一批明确临床描述的病例，该病通常被称为"中亚出血热"或"乌兹别克斯坦出血热"等。近年来，中亚地区一直有克里米亚－刚果出血热流行（表 28－2）。中亚地区作为"一带一路"的重要区域，近年来与我国的贸易、旅游活动等日益增多，人员交流也日益增加，对于这些国家存在的传染病疫情我们应注意防范。

表 28－2 中亚国家克里米亚－刚果出血热确诊病例总数（1944—2021）

国家	确诊病例总数	总死亡人数	年份
哈萨克斯坦	801	101	1948—2021
吉尔吉斯斯坦	19	未知	1948、1951、1953、2018—2021
塔吉克斯坦	527	81	1944—2020

续表

国家	确诊病例总数	总死亡人数	年份
土库曼斯坦	14	10	1944、1946
乌兹别克斯坦	665	66	1944—1983、1998—2007、2001—2004、2013—2015、2017—2018
总计	2026	>258	1944—2021

资料来源：FEREIDOUNI M，APANASKEVICH D A，PECOR D B，et al. Crimean-Congo hemorrhagic fever virus in Central，Eastern，and South-eastern Asia[J]. Virol Sin，2023，38（2）：171-183.

四、预防

预防克里米亚-刚果出血热需要采取多种方法：①农场工人应穿长袖和长裤，以减少蜱叮咬。适当的个人防护装备可以减少病毒在医院环境或屠宰场环境中的传播。实验室防护服、手套、面罩和口罩等标准防护装备可以降低医务人员、实验人员受感染的风险，屠宰场工人通过穿戴防护服和手套等个人防护装备可获得一定的保护。②控制蜱的数量。可使用杀虫剂来控制农场和牲畜上的蜱种群。③以公共卫生为导向的教育工作有助于高危人群减少暴露于受感染的蜱或牲畜的活动，识别蜱叮咬的风险，以及识别疾病早期症状。④对从流行地区迁徙的动物进行检查和检疫，防止病毒进入新的地区。

参考文献

[1] HAWMAN D W，FELDMANN H. Crimean-Congo haemorrhagic fever virus[J]. Nat Rev Microbiol，2023，21（7）：463-477.

[2] TSERGOULI K，KARAMPATAKIS T，HAIDICH A B，et al. Nosocomial infec-

tions caused by Crimean – Congo haemorrhagic fever virus［J］. J Hosp Infect,
2020, 105(1)：43 – 52.

［3］ FEREIDOUNI M, APANASKEVICH D A, PECOR D B, et al. Crimean – Congo
hemorrhagic fever virus in Central, Eastern, and South – eastern Asia［J］. Virol
Sin, 2023, 38(2)：171 – 183.

中英文名词对照

第一章　恐怖的白色粉末——谈炭疽芽孢杆菌

炭疽　anthrax

炭疽芽孢杆菌　*Bacillus anthracis*

路易斯·巴斯德　Louis Pasteur

第二章　最毒与更美——谈肉毒毒素

肉毒梭菌神经毒素　botulinum neurotoxin，BoNT

肉毒梭菌　*Clostridium botulinum*，*C. botulinum*

蜡样芽孢杆菌　*Bacillus cereus*

艰难梭菌　*Clostridium difficile*

假膜性结肠炎　pseudomembranous colitis

产气荚膜梭菌　*Clostridium perfringens*

第三章　野兔也疯狂——谈土拉热弗朗西丝菌

土拉热弗朗西丝菌　*Francisella tularensis*

土拉菌病　tularemia

第四章　鼠疫！鼠疫！——谈鼠疫耶尔森菌

鼠疫　plague

鼠疫耶尔森菌　*Yersinia pestis*

气溶胶　aerosol

黑死病　black death

第五章　生羊奶不能喝——谈布鲁氏菌

布鲁氏菌病　brucellosis

布鲁氏菌　*Brucella*

传染性流产　contagious abortion

感染与接种疫苗动物区分　differentiating infected from vaccinated animal，DIVA

第六章　伤寒玛丽——谈沙门菌

沙门菌　*Salmonella*

伤寒　typhoid fever

副伤寒　paratyphoid fever

肠热症　enteric fever

非伤寒沙门菌　nontyphoidal Salmonella serotypes，NTS

沙门菌致病性岛　Salmonella pathogenicity island，SPI

伤寒结合疫苗　typhoid conjugate vaccine，TCV

第七章　都是芽苗惹的祸？——谈产志贺毒素大肠杆菌

大肠杆菌　*Escherichia coli*，*E. coli*

溶血性尿毒症综合征　hemolytic uremic syndrome，HUS

产志贺毒素大肠杆菌胃肠炎　Shiga toxin – producing *E. coli* gastroenteritis

尿路感染　urinary tract infection，UTI

第八章　里急后重——谈痢疾杆菌

痢疾志贺菌　*Shigella dysenteriae*，*S. dysenteriae*

志贺毒素　shiga toxin，Stx

口服补液疗法　oral rehydration therapy，ORT

静脉补液疗法 intravenous rehydration therapy，IRT

第九章 东南亚旅游谨防类鼻疽——谈类鼻疽伯克霍尔德菌

类鼻疽 melioidosis

类鼻疽伯克霍尔德菌 *Burkholderia pseudomallei*，*B. pseudomallei*

鼻疽伯克霍尔德菌 *Burkholderia mallei*

马鼻疽 equine malleus

第十章 鹦鹉爱好者须知——谈鹦鹉热衣原体

鹦鹉热衣原体 *Chlamydia psittaci*，*C. psittaci*

鹦鹉热 psittacosis

原体 elementary body，EB

网状体 reticulate body，RB

眼附件边缘区淋巴瘤 ocular adnexa marginal zone lymphoma，OAL

第十一章 "问题热"，还是"可疑热"？——谈贝纳柯克斯体

Q 热 Q fever

贝纳柯克斯体 *Coxiella burnetii*

第十二章 "虎烈拉"——谈霍乱弧菌

霍乱 cholera

霍乱弧菌 *Vibrio cholerae*

古典生物型 classical biotype

埃尔托生物型 El Tor biotype

霍乱毒素 cholera toxin，CT

第十三章 医院有种细菌叫"玛莎"——谈耐药金黄色葡萄球菌

耐甲氧西林金黄色葡萄球菌 methicillin resistant Staphylococcus

aureus，MRSA

葡萄球菌染色体盒 mec　staphylococcal chromosomal cassette mec，
　　SCCmec

青霉素结合蛋白 - 2　penicillin - binding protein 2，PBP2

葡萄球菌 A 蛋白　staphylococcal protein A，SPA

协同凝集试验　coagglutination test

抗微生物药物耐药性　antimicrobial resistance，AMR

第十四章　古老的疾病，新出现的难题——谈耐药结核分枝杆菌

结核病　tuberculosis，TB

结核分枝杆菌　*Mycobacterium tuberculosis*，MTB

利福平　rifampicin

异烟肼　isoniazid

多药耐药　multidrug - resistant，MDR

广泛耐药　extensively drug - resistant，XDR

第十五章　"血"疫——谈埃博拉病毒

埃博拉出血热　Ebola hemorrhagic fever

埃博拉病毒　*Ebola virus*，EBOV

丝状病毒　*filovirus*

第十六章　病毒的新旧世界——谈沙粒病毒

沙粒病毒　*arenavirus*

拉沙热　Lassa fever，LF

拉沙病毒　*Lassa virus*，LASV

胡宁病毒　*Junin Virus*，JUNV

马丘波病毒　*Machupo virus*，MACV

第十七章　可恶的蚊子——谈登革病毒

登革热　dengue fever，DF

登革出血热/登革休克综合征　dengue hemorrhagic fever/dengue shock syndrome，DHF/DSS

登革病毒　*dengue virus*，DENV

埃及伊蚊　*Aedes aegypti*

白纹伊蚊　*Aedes albopictus*

旅行返回者发热　fever in returning traveller

抗体依赖的增强作用　antibody‐dependent enhancement，ADE

第十八章　病毒，关节炎与脑炎——谈甲病毒

甲病毒　*alphavirus*

关节炎性甲病毒　arthritogenic *alphavirus*

脑炎性甲病毒　encephalitic *alphavirus*

基孔肯亚病毒　*Chikungunya virus*，CHIKV

第十九章　病毒性急性胃肠炎的主因——谈诺如病毒

诺如病毒　*norovirus*，NoV

杯状病毒科　*Caliciviridae* family

冷冻电子显微镜　cryo‐electron microscopy

第二十章　神秘的蝙蝠，可怕的脑炎——谈尼帕病毒

尼帕病毒　*Nipah virus*，NiV

亨德拉病毒　*Hendra virus*，HeV

严重急性呼吸综合征冠状病毒　severe acute respiratory syndrome coronavirus，SARS‐CoV

中东呼吸综合征冠状病毒　Middle East respiratory syndrome coronavirus，MERS – CoV

第二十一章 出血与发热——谈汉坦病毒

汉坦病毒 *Hantavirus*，HTNV
肾综合征出血热 hemorrhagic fever with renal syndrome，HFRS
汉坦病毒心肺综合征 Hantavirus cardiopulmonary syndrome，HCPS

第二十二章 大流行——谈新型冠状病毒

国际关注的突发公共卫生事件 public health emergency of international concern，PHEIC
莫诺拉韦 molnupiravir
奈玛特韦/利托那韦 nirmatrelvir/ritonavir

第二十三章 一个世纪的流行——谈流感病毒

血凝素 hemagglutinin，HA
神经氨酸酶 neuraminidase，NA
"西班牙流感"大流行 "Spanish flu" pandemic
奥司他韦 oseltamivir

第二十四章 黄疸与发热——谈黄热病毒

黄热病 yellow fever，YF
黄热病毒 *yellow fever virus*，YFV
17D 黄热病减毒活疫苗 live attenuated 17D YF vaccine
森林周期 sylvatic cycle
城市周期 urban cycle
黄热病疫苗相关嗜内脏疾病 yellow fever vaccine – associated viscerotropic disease，YEL – AVD
黄热病疫苗相关神经系统疾病 yellow fever vaccine – associated

neurologic disease，YEL – AND

第二十五章 天花的"亲戚"——谈猴痘病毒

天花病毒 *variola virus*
猴痘病毒 *monkeypox virus*，MPXV

第二十六章 全球劫难——谈艾滋病病毒

艾滋病 acquired immunodeficiency syndrome，AIDS
人类免疫缺陷病毒 human immunodeficiency virus，HIV
暴露前预防 pre – exposure prophylaxis，PrEP
暴露后预防 post – exposure prophylaxis，PEP

第二十七章 非洲起源，欧洲暴发——谈马尔堡病毒

马尔堡病毒 Marburg virus，MARV
基图姆洞穴 Kitum cave
非人灵长类动物 non – human primate，NHP

第二十八章 蜱传出血热——谈克里米亚 – 刚果出血热病毒

克里米亚 – 刚果出血热 Crimean – Congo hemorrhagic fever，CCHF
蜱传疾病 tick – borne illness
克里米亚 – 刚果出血热病毒 Crimean – Congo hemorrhagic fever virus，CCHFV
个人防护装备 personal protective equipment，PPE